Julia Seiderer-Nack:

Der große Patientenratgeber
Morbus Crohn
Colitis ulcerosa

„Nicht die Umstände bestimmen des Menschen Glück, sondern seine Fähigkeit zur Bewältigung der Umstände."

Aaron Antonovsky

Julia Seiderer-Nack

Der große Patientenratgeber **Morbus Crohn Colitis ulcerosa**

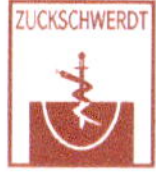

Zuckschwerdt Verlag München

Bibliografische Information der Deutschen Nationalbibliothek
Die Deutsche Nationalbibliothek verzeichnet diese Publikation in der Deutschen Nationalbibliografie; detaillierte bibliografische Daten sind im Internet über http://dnb.d-nb.de abrufbar.

Die Erkenntnisse der Medizin unterliegen laufendem Wandel durch Forschung und klinische Erfahrungen. Autorin und Verlag haben große Sorgfalt darauf verwendet, dass die erstellten Informationen und (therapeutischen) Angaben dem aktuellen Wissensstand entsprechen.
Das entbindet den Benutzer dieses Buches aber nicht von der Verpflichtung zu überprüfen, ob die hier genannten Angaben, Indikationen und Dosierungen sachlich richtig sind, insbesondere nicht davon, bei allen medizinischen Problemen einen Arzt zu konsultieren. Wie allgemein üblich, sind Warenzeichen und Handelsnamen, soweit überhaupt verwendet, nicht durchgängig gekennzeichnet.

Printed in Germany by Elanders GmbH, D-71332 Waiblingen
ISBN 978-3-86371-077-4

Vorwort

Auf einmal ist nichts mehr, wie es war …

Die Diagnose einer chronisch entzündlichen Darmerkrankung (CED) wird von den meisten Betroffenen und ihren Angehörigen als deutlicher Einschnitt in die Lebensgeschichte erlebt. Morbus Crohn und Colitis ulcerosa bedeuten täglich Herausforderungen im Alltag und zeigen über den Befall des Verdauungstraktes hinaus auch Auswirkungen auf Partnerschaft und Familie, Schule und Ausbildung, Freizeitgestaltung und Berufsleben.

In dieser Situation möchte Ihnen dieser Patientenratgeber Mut machen – Mut zu einem offenen Umgang mit Ihrer Erkrankung und zur aktiven Mitarbeit in der Gestaltung einer lebensbegleitenden Aufgabe.

Patienten mit Morbus Crohn und Colitis ulcerosa können heute aufgrund rasanter Fortschritte in der Medizin auf eine Vielfalt an Behandlungsmöglichkeiten und eine normale Lebenserwartung vertrauen. Angesichts der Fülle von Informationen, klinischen Studien und Fortschritten in der Forschung ist es jedoch manchmal gar nicht so einfach, als Patient den Überblick über die Chancen und Risiken verschiedener Behandlungsverfahren zu behalten und durch den eigenen Lebensstil aktiv Komplikationen vorzubeugen. Chronische Erkrankungen fordern die ständige Mitarbeit der Betroffenen, um gemeinsam mit ihrem Arzt ihre Behandlung als „informierter mündiger Patient" zu verstehen und aktiv mitzugestalten.

Der vorliegende Patientenratgeber möchte Sie daher auf Ihrem Weg als Patient begleiten – mit Informationen über den Darm und seine Funktionen, mit neuesten Erkenntnissen zur Entstehung von chronisch entzündlichen Darmerkrankungen sowie deren Diagnostik und einem ausführlichen Überblick über verschiedene medikamentöse und operative Verfahren und unter Berücksichtigung der aktuellen deutschen und europäischen Leitlinien zur Behandlung von Morbus Crohn und Colitis ulcerosa. Im Sinne eines ganzheitlichen Behandlungsansatzes werden auch komplementärmedizinische Verfahren und ihre mögliche Anwendung bei chronisch entzündlichen Darmerkrankungen vorgestellt. Zudem werden auch wichtige Fragen zu den Themen Ernährung, Impfungen, Kinderwunsch und Möglichkeiten der Prävention von Komplikationen ausführlich behandelt – weil Ihre aktive Mitarbeit wichtig ist!

In diesem Sinne wünsche ich Ihnen viel Freude beim Lesen und alles Gute.

Mein Dank gilt dem engagierten Team vom Zuckschwerdt-Verlag, das diesen Patientenratgeber von Beginn an mit großem Elan unterstützt hat, sowie Frau PD Dr. med. Karin Herrmann und Herrn PD Dr. Thomas Ochsenkühn für die Bereitstellung von Bildmaterial.

München im Februar 2013

Julia Seiderer-Nack

Kontakt zur Autorin: info@mein-darm.de
sowie mehr Informationen unter www.mein-darm.de

Inhalt

Der Darm – mehr als nur Verdauungstrakt …

Das größte Organ des Menschen …

Mit etwa acht Metern Länge ist unser Darm das größte Organ des Menschen und wichtigster Teil des Verdauungssystems. Im Darm wird täglich Höchstleistung erbracht – im Laufe unseres Lebens werden etwa 30 Tonnen Nahrung und 50 000 Liter Flüssigkeit durch den Darm transportiert. Dabei werden lebenswichtige Kohlenhydrate, Fette, Proteine, Vitamine, Salze und Wasser über die Darmschleimhaut in den Körper aufgenommen. Gleichzeitig ist unser Darm auch die größte Kontaktfläche des Körpers mit der Umwelt und muss den Organismus vor dem Eindringen schädlicher Krankheitserreger schützen.

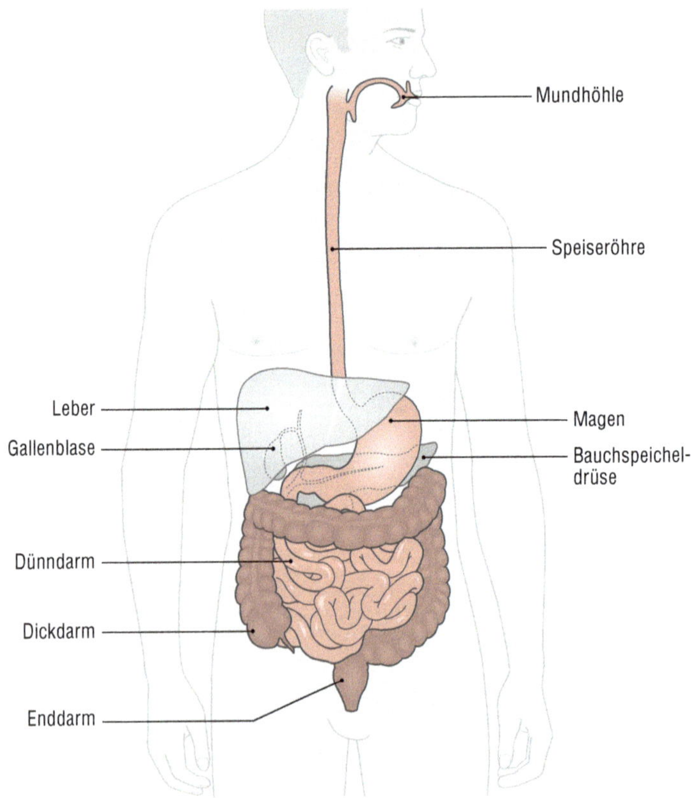

Der Verdauungstrakt des Menschen im Überblick.

Der menschliche Darm wird in Dünndarm und Dickdarm unterteilt, die verschiedene Aufgaben während des Verdauungsvorganges wahrnehmen. Der Dünndarm ist der längste Abschnitt des Verdauungstraktes – beim Erwachsenen beträgt seine Länge zwischen drei und sechs Metern. Er beginnt unmittelbar nach dem Magenausgang und besteht aus drei Abschnitten: dem Zwölffingerdarm (*Duodenum*), dem Krummdarm (*Jejunum*) und dem Leerdarm (*Ileum*) (siehe dazu Abbildung S. 5).

Fakten: Der menschliche Darm

Dünndarm

- Duodenum (Zwölffingerdarm)
- Jejunum (Krummdarm)
- Ileum (Leerdarm)
- Ileozökalklappe (Übergang)

Dickdarm (Kolon)

- Coecum mit Appendix (Blinddarm mit Wurmfortsatz)
- Colon ascendens (aufsteigender Dickdarm)
- Colon transversum (querlaufender Dickdarm)
- Colon descendens (absteigender Dickdarm)
- Colon sigmoideum (Sigma)
- Rektum (Enddarm)

Der Dünndarm ist der wichtigste Darmabschnitt für die Verdauung und die Aufnahme von Nahrungsbestandteilen wie Kohlenhydrate, Eiweiß und Fette. In den ersten Teil des Dünndarms, den Zwölffingerdarm (*Duodenum*), gelangen die Verdauungssäfte aus der Gallenblase und der Bauchspeicheldrüse. Der Name Zwölffingerdarm kommt daher, weil die Länge dieses Darmabschnittes etwa zwölf Fingerbreiten entspricht, das sind ca. 30 Zentimeter. Gemeinsam mit den Enzymen des Dünndarms sorgen die Verdauungssäfte dafür, dass der Nahrungsbrei in seine einzelnen Bestandteile zerlegt wird – also in Kohlenhydrate (z. B. aus Brot oder Nudeln), in Fettsäuren (z. B. aus Butter oder Öl) oder Eiweiß (z. B. aus Fleisch oder Eiprodukten).

Im zweiten Abschnitt des Dünndarms, dem Krummdarm (*Jejunum*), werden die zerlegten Nahrungsbestandteile über die Darmwand aufgenommen und gelangen über den Blutweg zur Leber, wo sie weiterverarbeitet werden und dem Körper dann als Energielieferant zur Verfügung stehen. Im dritten Abschnitt des Dünndarms, dem Leerdarm (*Ileum*), werden zusätzlich Vitamine, Spurenelemente und Gallensäuren aufgenommen (*resorbiert*).

Die Darmschleimhaut (*Mukosa*) bildet die innere Grenzschicht zum Darminhalt. Sie ist umgeben von der Submukosa, die Blut- und Lymphgefäße und viele Nerven enthält, und einer äußeren Muskel-

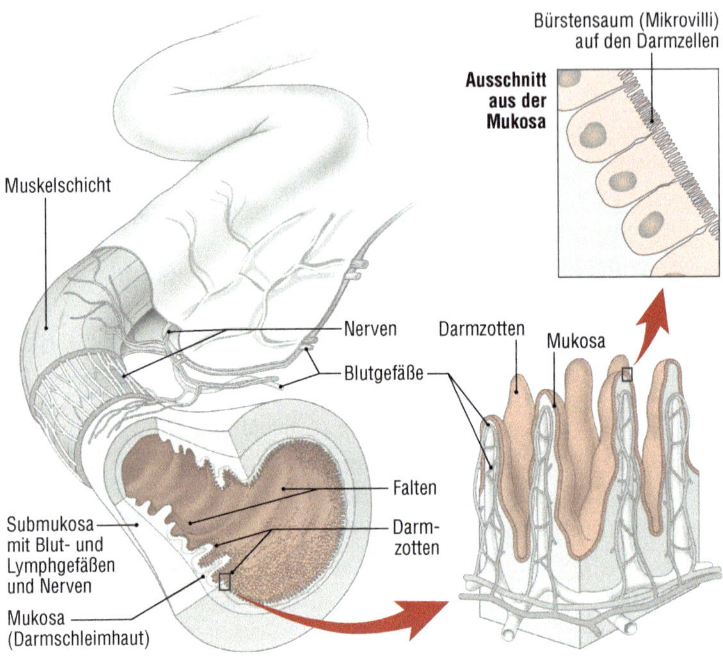

Aufbau der menschlichen Darmwand.

schicht, die den Darm in Bewegung bringt. Um die Bestandteile der Nahrung gut aufnehmen zu können, ist die innere Oberfläche des Dünndarms durch spezielle Ausstülpungen der Schleimhaut – Falten, Zotten und Mikrovilli – enorm vergrößert. Die gesamte Oberfläche des Dünndarms erreicht dabei ca. 200 m², das entspricht etwa der Größe eines Tennisplatzes. Eine enorme Oberfläche ist also auf engstem Raum zusammengefaltet, um eine maximale Aufnahme von Nährstoffen zu ermöglichen.

Damit der Speisebrei auf seinem Weg durch den Dünndarm auch gut mit den Enzymen durchmischt wird und die Nährstoffe aufgenommen werden können, verfügt der Dünndarm über eine hohe Beweglichkeit durch rhythmisches Zusammenziehen der Muskeln der Darmwand, auch Peristaltik genannt. Der Darm besitzt hierzu ein eigenes Nervensystem und ist von mehr als hundert Millionen Nervenzellen umhüllt, die den Transport des Darminhalts regulieren. Diese Nervenzellen des Darms, umgangssprachlich oft auch „Bauch- oder Darmhirn" genannt, können empfindlich auf Stress, Umweltreize, hormonelle Veränderungen oder Bestandteile der Ernährung reagieren und Beschwerden verursachen.

Bis der Nahrungsbrei den Dünndarm endgültig passiert hat und den Dickdarm (*Kolon*) erreicht, können bis zu zehn Stunden vergehen. Am Übergang von Dünn- zu Dickdarm befindet sich eine Klappe, die sogenannte Ileozökalklappe oder auch Bauhin'sche Klappe genannt, die das Ileum gegenüber dem Dickdarm wie ein Ventil abgrenzt. Neben dieser Klappe mündet der Wurmfortsatz (*Appendix*) in den Blinddarm (*Coecum*). Der Nahrungsbrei, der über die Klappe in den Dickdarm gelangt, besteht fast nur noch aus unverdaulichen Bestandteilen, die zum Teil den Darmbakterien als Nahrung dienen, zum Großteil jedoch als Stuhl ausgeschieden werden. Der Dickdarm hat im Gegensatz zum Dünndarm keine Zotten mehr. Er wird anatomisch ebenfalls in mehrere Abschnitte eingeteilt und endet mit dem Enddarm

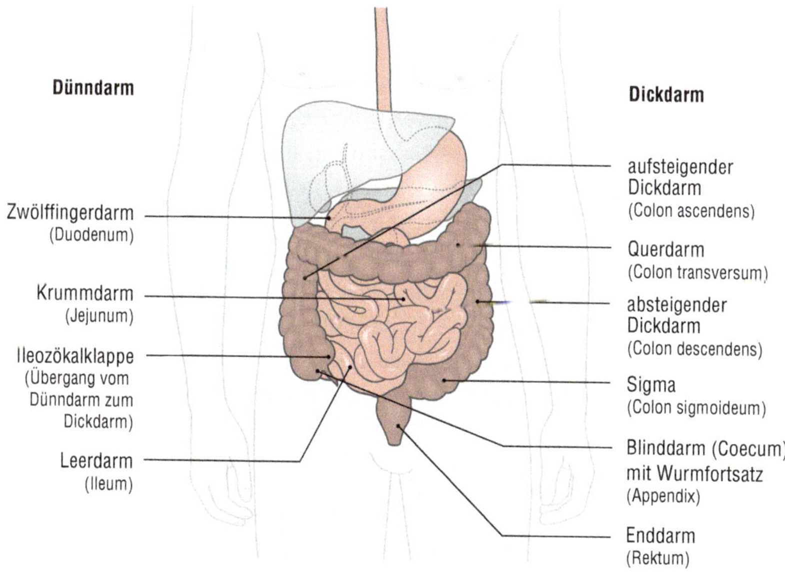

Der Darm des Menschen im Detail.

Wussten Sie schon?
Im Laufe unseres Lebens werden etwa 30 Tonnen Nahrung und 50 000 Liter Flüssigkeit durch den Darm transportiert und verarbeitet.

(*Rektum*). Am Ende des Darms sorgt der äußere Schließmuskel für die willkürliche Stuhlentleerung durch den After (*Anus*).

Die Hauptaufgaben des Dickdarms sind vor allem die Wiederaufnahme (*Rückresorption*) von Wasser und Blutsalzen aus dem Darm und damit verbunden die Eindickung des Stuhls und dessen Speicherung im Enddarm.

Wichtigster Schauplatz des menschlichen Immunsystems

Unser Darm ist weit mehr als nur Verdauungsorgan – er ist zugleich ein hochkomplexes System, in dem das menschliche Immunsystem mit Umweltfaktoren, Nahrungsbestandteilen und Bakterien in Kontakt kommt und unsere körpereigene Abwehr reguliert.

Der Darm ist einer der wichtigsten Schauplätze und Trainingszentrum unseres Immunsystems – in der Darmschleimhaut sitzen mehr als 70 % aller Abwehrzellen des menschlichen Körpers. Hier befinden sich mehr Immunzellen als in allen Lymphknoten des Menschen zusammen. Ihre Aufgabe ist die Verteidigung gegen Krankheitserreger und Substanzen, die mit der Nahrung in unseren Körper gelangen und potenziell gefährlich sein können. Im Darm findet täglich eine sehr intensive Auseinandersetzung des Immunsystems mit neuen Substanzen aus der Außenwelt statt. Das Immunsystem bildet umgehend Abwehrstoffe gegen schädliche Erreger und Substanzen und gibt diese Informationen über die Immunzellen in der Blutbahn auch an andere Abwehrzentren im Körper weiter. Dieses darmeigene Immunsystem bildet sich erst nach der Geburt und muss lebenslang trainiert werden.

Für die Abwehrfunktion des Darmes spielen dabei Legionen nützlicher Darmbakterien, die sogenannte Darmflora, eine sehr wichtige Rolle. Milliarden von Darmbakterien besiedeln die Oberfläche des menschlichen Darms und helfen nicht nur, den Nahrungsbrei zu zerkleinern, sondern steuern auch die Immunantwort im Darm. Allein der Dickdarm enthält mehr als 10^{12} Bakterien, die seine Oberfläche bevölkern und umgerechnet etwa 1,5 Kilogramm wiegen.

Wussten Sie schon?

- 70 % aller Abwehrzellen des menschlichen Immunsystems befinden sich im Darm.
- Die gesamte Oberfläche des Dünndarms ist ausgebreitet so groß wie ein Tennisplatz (200 m^2).
- Die Darmflora ist die Bakterienwelt in unserem Darm, etwa 1000 Milliarden Bakterien wohnen in unserem Darm.

Die Darmflora mit ihren etwa 1000 verschiedenen Bakterienarten stellt ein sehr komplexes Ökosystem dar, welches sich im Laufe des menschlichen Lebens immer weiter ausbildet. Jeder Mensch trägt dabei eine individuelle Darmflora in sich, die einerseits genetisch beeinflusst bzw. von den Eltern übernommen, aber auch erheblich von der Nahrung mitbestimmt wird. Die erste Besiedelung des bis dahin keimfreien Darms erfolgt während der Geburt. Während der Stillzeit wird der Darm der Säuglinge vor allem von Milchsäure bildenden Bakterien (z. B. Laktobazillen und Bifidobakterien) besiedelt, die durch die Milchsäure das Darmmilieu ansäuern und damit den Säugling vor der Besiedelung mit krankmachenden Bakterien schützen. Eine intakte Darmflora ist also wichtig, damit sich schädliche Organismen nicht dauerhaft im Darm einnisten können. Kommt es z. B. durch die Einnahme von Antibiotika zu einer Störung dieses sensiblen Gleichgewichts innerhalb der Darmflora, so kann eine Fehlbesiedelung des Darms die Folge sein.

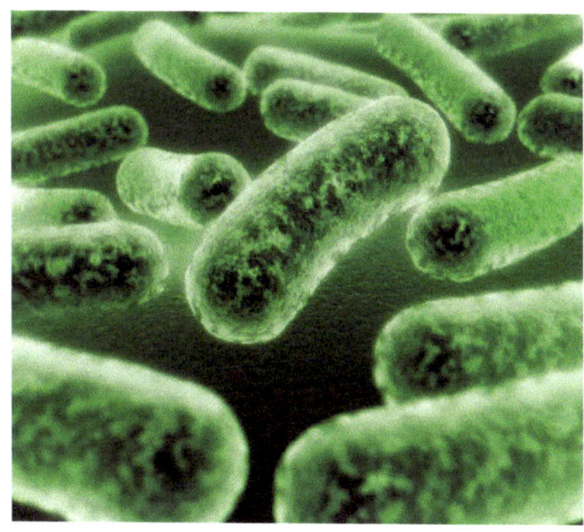

Darmbakterien.

Die Herausforderung für das Immunsystem des Darms besteht darin, harmlose Nahrungsantigene zu tolerieren und zwischen „guten", im Verdauungstrakt ansässigen Bakterien und „schlechten", von außen eindringenden und krankmachenden Bakterien, Viren und Parasiten zu unterscheiden und diese effektiv zu bekämpfen. Diese kontrollierte Immunantwort führt zu einem wichtigen Gleichgewicht zwischen Toleranz und Abwehrreaktion – eine Störung dieses Gleichgewichts ist die Grundlage für chronische Entzündungsreaktionen im Darm.

Die körpereigene Abwehr bei CED unterscheidet nicht mehr richtig zwischen Gefahr und harmlosen Eindringlingen und es kommt zu einem anhaltenden immunologischen Ungleichgewicht mit Zunahme entzündungsfördernder Botenstoffe. Die Folge ist eine chronische Entzündung, die die Schleimhaut des Darmes angreift und langfristig die Darmwand als Barriere zerstört. Besteht diese chronische Entzündung über einen langen Zeitraum, bilden die Zellen vermehrt Bindegewebe – die Darmwand verdickt sich und vernarbt.

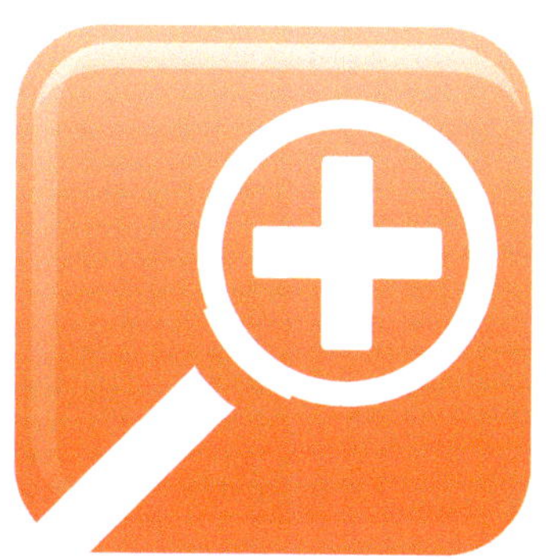

Chronisch entzündliche Darmerkrankungen ... besser verstehen

Was versteht man unter chronisch entzündlichen Darmerkrankungen?

Unter dem Begriff chronisch entzündliche Darmerkrankungen (CED; engl. inflammatory bowel disease, IBD) fasst man die beiden Krankheitsbilder Morbus Crohn (M. Crohn) und Colitis ulcerosa (C. ulcerosa) zusammen. Bei beiden Krankheitsbildern kommt es zu einer chronischen Entzündung im Bereich des Verdauungstraktes, die bei den betroffenen Patienten zu Durchfällen, Bauchschmerzen, Fieber oder auch Gewichtsabnahme führen können.

Fakten

- In Deutschland leiden ca. 300 000 Menschen an Morbus Crohn oder Colitis ulcerosa.
- 20 % aller Patienten sind bei Diagnosestellung jünger als 14 Jahre.

Chronisch entzündliche Darmerkrankungen befallen vor allem Menschen in jungen Lebensjahren zwischen dem 20. und 30. Lebensjahr, 20 % aller Patienten sind bei Diagnosestellung sogar jünger als 14 Jahre. Derzeit sind in Deutschland schätzungsweise 300 000 Menschen von einem M. Crohn oder einer C. ulcerosa betroffen. Man geht davon aus, dass jährlich etwa 5 von 100 000 Einwohnern neu an einer chronisch entzündlichen Darmerkrankung erkranken. Interessanterweise nimmt die Zahl der Neuerkrankungen in den Industrienationen in den letzten Jahren beständig zu.

M. Crohn und C. ulcerosa sind zwei verschiedene Erkrankungen, die sich in wichtigen Punkten unterscheiden – so sind unterschiedliche Abschnitte des Verdauungstraktes und der Darmschleimhaut befallen, es kommt zu unterschiedlichen Komplikationen und Risiken und auch die immunologischen und genetischen Ursachen für die Entstehung der chronischen Entzündung scheinen andere zu sein.

Da der genaue Grund für die chronisch entzündlichen Veränderungen im Darm bislang nicht geklärt ist, sind M. Crohn und C. ulcerosa zum jetzigen Zeitpunkt nicht heilbar – diese Erkrankungen verlaufen chronisch mit immer wiederkehrenden Krankheitsschüben, d. h. akute Phasen mit hoher Krankheits- und Entzündungsaktivität wechseln sich mit entzündungsfreien Phasen ohne Beschwerden ab. Die Entzündungsphasen werden als akuter Schub, die entzündungsfreien Phasen als Remission bezeichnet.

Schwere und Häufigkeit der Krankheitsschübe lassen sich jedoch mit modernen und ganzheitlichen Heilmethoden reduzieren, sodass Patienten mit chronisch entzündlichen Darmerkrankungen heute eine normale Lebenserwartung und gute Lebensqualität haben können.

Wichtigste Unterschiede zwischen den Krankheitsbildern M. Crohn und C. ulcerosa.

	Morbus Crohn	Colitis ulcerosa
Welcher Teil des Verdauungstraktes ist betroffen?	gesamter Verdauungstrakt, häufig Entzündungen am Ende des Dünndarms (terminales Ileum)	nur Dickdarm (Kolon)
Ist der Enddarm (Rektum) betroffen?	bei ca. 20 % der Patienten	bei 100 % der Patienten
Ist das terminale Ileum betroffen?	bei ca. 80 % der Patienten	sehr selten
Wie sieht die Darmschleimhaut aus?	entzündete und gesunde Schleimhaut wechseln sich ab	die Schleimhaut ist ausgehend vom Rektum durchgehend entzündet
Welche Schichten der Darmwand sind betroffen?	alle Wandschichten	nur die obere Schleimhaut (Mukosa)
Was sind häufige Komplikationen?	Engstellen (Stenosen), Fisteln, Abszesse, Konglomerate (entzündlich verbackene Darmschlingen)	Blutungen, Darmdurchbruch (Perforation)
Welche Symptome treten häufig auf?	Durchfall, Gewichtsverlust, Bauchschmerzen	blutig-schleimige Durchfälle, Bauchschmerzen

Was bedeutet Morbus Crohn?

Das Wort „Morbus“ kommt aus dem Lateinischen und bedeutet übersetzt „Krankheit“. Das Wort „Crohn“ geht auf den Entdecker dieser Darmerkrankung zurück – den amerikanischen Arzt Burrill Crohn, der 1932 gemeinsam mit Kollegen erstmals eine wissenschaftliche Abhandlung über das Krankheitsbild und die dazugehörigen Veränderungen des Darmes veröffentlichte.

Der Morbus Crohn (M. Crohn) ist eine chronische Entzündung des Darmes, die sich bei dem betroffenen Patienten vor allem durch Bauchschmerzen, Durchfälle und Gewichtsverlust bemerkbar macht.

Charakteristisch für den M. Crohn ist, dass die Entzündungsherde in allen Abschnitten des Verdauungstraktes auftreten können – besonders oft ist hierbei der letzte Teil des Dünndarms, das sogenannte terminale Ileum, betroffen. Manche Patienten zeigen aber auch einen Befall der Mundschleimhaut, des Magens oder des Dickdarms, siehe Abbildung unten. Insgesamt haben etwa 30–40 % der Patienten mit M. Crohn einen reinen Dünndarmbefall, bei 40–55 % sind sowohl Dünn- als auch Dickdarm betroffen und nur bei 15 % ist alleine der Dickdarm entzündet. Typisch ist ein abschnittsweiser Befall der Darmschleimhaut mit Entzündungsherden, die sämtliche Gewebeschichten des Darms angreifen und zerstören können (Abbildung S. 15). Entzündete Schleimhautareale wechseln sich also mit normaler gesunder Schleimhaut ab.

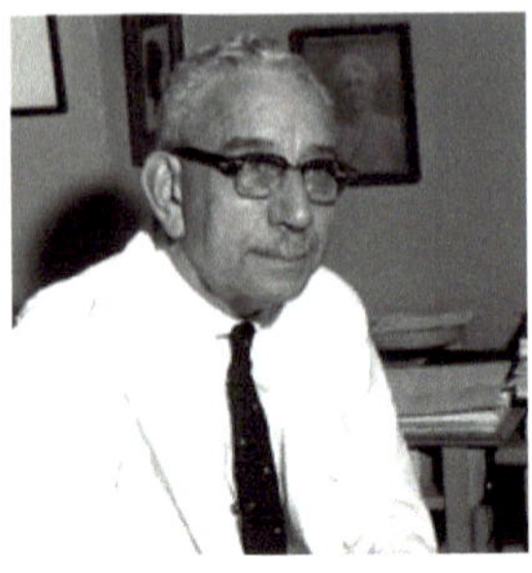

Burrill Crohn.

Foto: The Gustave L. and Janet W. Levy Library

Bei etwa 30–40 % der Patienten kommt es im Krankheitsverlauf zu Komplikationen – hierzu gehören vor allem entzündliche oder narbige Engstellen des Darmes (*Stenosen*) sowie Abszesse und entzündliche

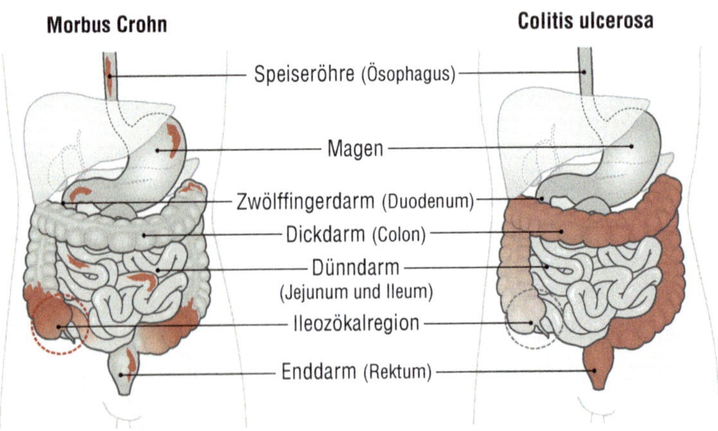

Befall des Verdauungstraktes bei M. Crohn und C. ulcerosa.

Gangbildungen (*Fisteln*). Zudem kann es auch zu entzündlichen Veränderungen an den Gelenken, der Haut oder den Augen kommen, die als extraintestinale Manifestationen bezeichnet werden (S. 28 ff.). Durch die veränderte Aufnahme von Nährstoffen über die Darmschleimhaut finden sich häufig auch Blutarmut (*Anämie*), Gewichtsverlust und Mangelernährung als Begleiterscheinungen des M. Crohn.

Montreal-Klassifikation des M. Crohn.

Merkmal	Klassifikation
Alter	A1 < 16 Jahre bei Diagnose
	A2 > 17–40 Jahre
	A3 > 40 Jahre
Ort des Befalls	L1 terminales Ileum
	L2 Kolon (Dickdarm)
	L3 Ileokolon (Dünn- und Dickdarm)
	L4 oberer Verdauungstrakt (z. B. Magen, Speiseröhre)
Verlauf	B1 nicht strikturierend, nicht penetrierend
	B2 strikturierend (Stenosen)
	B3 penetrierend (Abszesse/Fisteln)

Klinisch unterteilt man den M. Crohn nach der sogenannten Montreal-Klassifikation nach dem Alter bei der Diagnose (A1–A3), dem Ort der Entzündung im Verdauungstrakt (L1–L4) und dem Krankheitsverhalten (B1–B3). Hierbei wird zwischen einem rein entzündlichen Verlauf (B1: keine Stenosen, Abszesse, Fisteln), einem sogenannten strikturierenden Verlauf mit Einengungen des Darms (B2: häufige Bildung von Stenosen) und einem penetrierenden Verlauf mit einer Entzündung über die Darmwand hinaus (B3: häufige Fisteln und Abszesse) unterschieden.

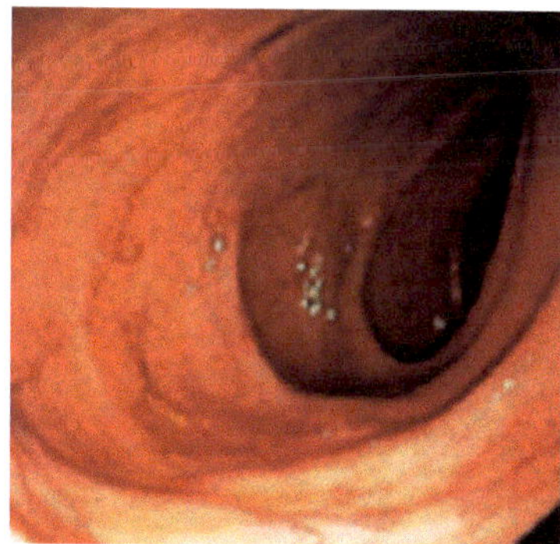

Normale Darmschleimhaut.

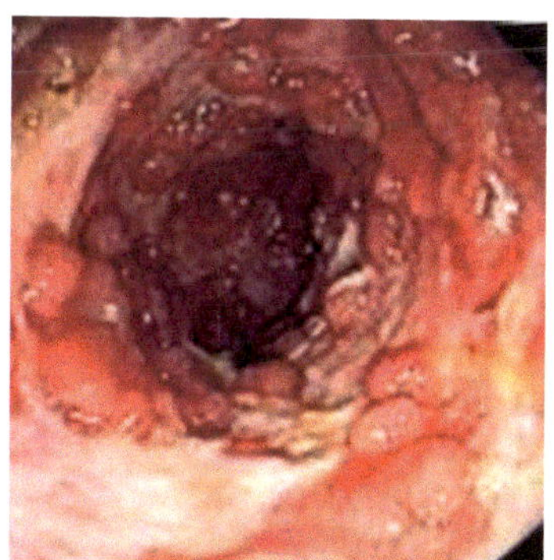

Stark entzündlich veränderte Darmschleimhaut bei M. Crohn.

Die Krankheitsverläufe bei M. Crohn sind von Patient zu Patient unterschiedlich und leider schwer vorhersagbar: Manche Personen haben nur sehr selten einen akuten Schub, andere dagegen fast ständig. Während manche Patienten vor allem mit Durchfällen zu kämpfen haben, kommt es bei anderen immer wieder zu Engstellen im Darm, die Bauchschmerzen, Übelkeit, Erbrechen und Gewichtsabnahme hervorrufen und operiert werden müssen.

M. Crohn hat also viele Gesichter – und stellt daher auch viele Herausforderungen an die Diagnosestellung und Behandlung.

Was bedeutet Colitis ulcerosa?

Das Wort „Colitis" kommt aus dem Griechischen und bedeutet „Entzündung des Dickdarms" (Colon = griech. für Dickdarm), das Wort „ulcerosa" kommt aus dem Lateinischen und bedeutet „reich an Geschwüren". Unter einer Colitis ulcerosa (C. ulcerosa) versteht man also eine chronische Entzündung des Dickdarmes, die vor allem durch das Auftreten von Ulzerationen (*Geschwüren*) gekennzeichnet ist. Im akuten Schub ist die Darmschleimhaut durch die vielen entzündeten Stellen sehr empfindlich und es kommt leicht zu Blutungen. Im Verlauf der chronischen Erkrankung wird die Schleimhaut des Darms nachhaltig verändert, er verliert zunehmend sein Faltenmuster und es können sich entzündliche Verdickungen der Darmwand (*Pseudopolypen*) bilden.

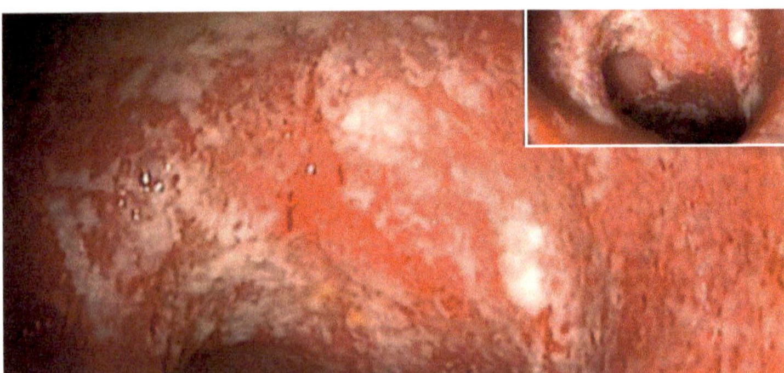

Blick in den Darm bei einer akuten Colitis ulcerosa. Die Darmwand ist sehr entzündet, blutet leicht bei Berührung mit dem Endoskop und zeigt als Zeichen der Entzündung zahlreiche weiße Beläge aus Fibrin (Eiweiß).

Montreal-Klassifikation der C. ulcerosa.

	Klassifikation	Entzündungsausbreitung
E1	Proktitis	Die Entzündung ist nur auf das Rektum (Enddarm) beschränkt.
E2	Linksseitenkolitis	Die Entzündung befällt den Darm vom Rektum bis zur sogenannten linken Flexur am Übergang zum Colon transversum.
E3	ausgedehnte Colitis	Die Entzündung geht über die linke Flexur hinaus und kann das gesamte Kolon betreffen (Pankolitis).

Im Gegensatz zu M. Crohn bleibt die C. ulcerosa auf den Dickdarm beschränkt und breitet sich kontinuierlich vom Enddarm ausgehend von anal nach oral aus (*also vom After aus Richtung obere Darmabschnitte*) (s. Abbildung S. 12). Häufig ist sogar nur der letzte Abschnitt des Dickdarms, das Rektum, betroffen. Man spricht dann von einer Proktitis. Die Entzündung bei der C. ulcerosa ist dabei, anders als beim M. Crohn, auf die oberen Schichten der Schleimhaut beschränkt (s. Abbildung unten).

Die Krankheit verläuft ebenfalls in Schüben und kann unterschiedliche Schweregrade zeigen. Manche Patienten haben nur selten und nur im unteren Darmabschnitt entzündliche Schübe, bei anderen wiederum kann es zu häufigen und schweren Durchfällen, Blutungen und Bauchschmerzen kommen. Blutverluste über den Darm sind eine häufige Komplikation und damit verbunden eine Blutarmut (*Anämie*); ebenso kann es auch hier zu extraintestinalen Manifestationen

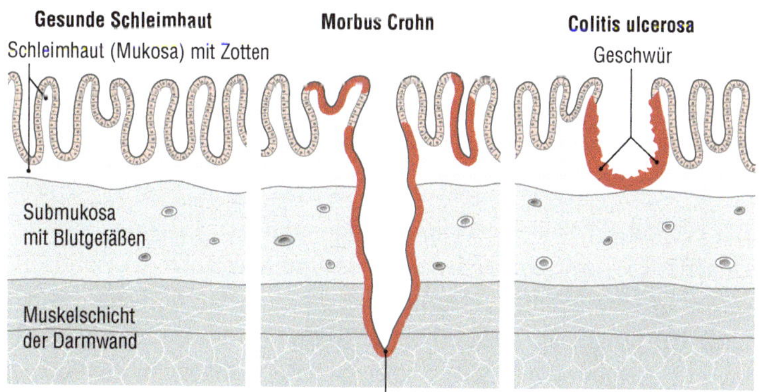

Veränderungen der Darmschleimhaut bei CED.

an Gelenken, Haut und Augen kommen. Bei sehr schweren Krankheitsverläufen kann es zu einer massiven Erweiterung des Darmes, einem sogenannten toxischen Megakolon und einem Darmdurchbruch (*Perforation*) kommen.

Die Colitis ulcerosa wird entsprechend ihrer Ausdehnung im Darm eingeteilt – die Mediziner verwenden hierzu die sogenannte Montreal-Klassifikation, welche die in der Tabelle S. 15 dargestellten Befallsmuster unterscheidet.

Diese Einteilung der Colitis ulcerosa ist aus zwei Gründen wichtig: Erstens hängt die Form der Therapie von der Ausdehnung ab – so wird z. B. eine Proktitis vorwiegend mit lokal wirksamen Medikamenten z. B. in Form von Zäpfchen behandelt, eine ausgedehnte Colitis dagegen mit systemisch wirksamen Medikamenten, d. h. Medikamenten, die im gesamten Organismus wirken. Zweitens hängt die Empfehlung, wie oft eine Darmspiegelung zur Darmkrebsvorsorge durchgeführt werden sollte, neben der Erkrankungsdauer auch von der anatomischen Ausdehnung der Colitis ab (S. 39).

Was sind die Ursachen von chronisch entzündlichen Darmerkrankungen?

Bis zum heutigen Tag sind die genauen Ursachen für die Entstehung eines M. Crohn oder einer C. ulcerosa nicht vollständig geklärt. Aus zahlreichen Studien wissen wir, dass die Entstehung dieser Erkrankungen sehr komplex ist und hierbei sowohl genetische Faktoren, ethnische und geografische Herkunft sowie Umweltfaktoren und Lebensweise eine Rolle spielen.

Ein besonderer Stellenwert kommt den erblichen Faktoren, also der Genetik, zu – sowohl für den Morbus Crohn als auch die Colitis ulcerosa ist eine familiäre Häufung bekannt. Direkte Verwandte eines CED-Patienten zeigen ein erhöhtes Risiko (5–10 %), ebenfalls an einem M. Crohn oder einer C. ulcerosa zu erkranken. In den letzten Jahren konnten über 100 verschiedene Risikogene identifiziert werden, die bei den betroffenen Patienten die Entstehung einer chronisch entzündlichen Darmerkrankung begünstigen können.

Das erste wichtige Krankheitsgen für die Entstehung des M. Crohn, das sogenannte NOD2-Gen, wurde im Jahr 2001 auf dem Chromosom 16 gefunden. Dieser Genabschnitt spielt bei der Erkennung von Bakterien im Darm eine wichtige Rolle. Bei Personen, die dieses Risikogen doppelt (also sowohl von Mutter als auch Vater) geerbt haben, ist das Risiko, einen M. Crohn zu entwickeln, gegenüber der Normalbevölkerung 30- bis 100-fach erhöht.

Wussten Sie schon?
Im Jahre 2001 wurde ein wichtiges Risikogen auf Chromosom 16 identifiziert, das sogenannte NOD2-Gen. Träger von Mutationen in diesem Genabschnitt haben ein deutlich erhöhtes Risiko, einen M. Crohn zu entwickeln.

Noch haben die umfangreichen Studien zu Risikogenen keinen unmittelbaren Einfluss auf die Therapie von Patienten mit chronisch entzündlichen Darmerkrankungen – sie helfen uns aber, die zugrunde liegenden Veränderungen in der Immunabwehr des Darmes besser zu verstehen. Andererseits gibt es auch Personen, die trotz des Vorhandenseins von Risikogenen nie einen M. Crohn oder eine C. ulcerosa entwickeln. Die Entstehung dieser Erkrankungen ist also durch das Zusammenspiel mehrerer Faktoren bedingt und wird daher multifaktoriell genannt.

Interessanterweise finden sich deutliche geografische und ethnische Unterschiede in der Verbreitung dieser Erkrankungen – generell sind

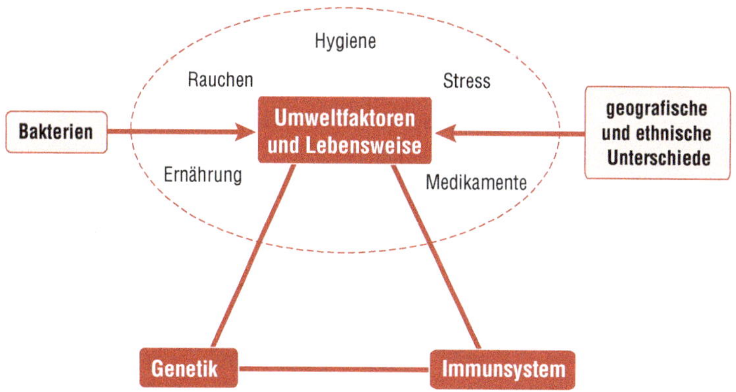

Multifaktorielle Ursachen chronisch entzündlicher Darmerkrankungen.

Wussten Sie schon?
Das Risiko, an einem M. Crohn zu erkranken, ist bei Rauchern doppelt so hoch wie bei Nichtrauchern.

chronisch entzündliche Darmerkrankungen in Industrienationen viel häufiger und weisen in ihrer Verbreitung in Europa sowie den USA ein deutliches Nord-Süd-Gefälle auf. Während in Europa in den skandinavischen Ländern und Großbritannien die höchsten Erkrankungsraten gefunden werden, sind die Erkrankungen im Mittelmeerraum eher selten. Außerhalb von Europa und Nordamerika – z. B. im asiatischen Raum – treten CED dagegen selten auf.

Auch scheinen Umweltfaktoren und die Lebensweise eines Menschen einen Einfluss auf die Entstehung einer chronisch entzündlichen Darmerkrankung zu haben: So stellt z. B. das Rauchen einen wesentlichen Risikofaktor für die Entwicklung eines M. Crohn dar – das Risiko, an einem M. Crohn zu erkranken ist bei Rauchern doppelt so hoch wie bei Nichtrauchern.

Chronisch entzündliche Darmerkrankungen sind vor allem in Industrienationen stark verbreitet, während diese Erkrankungen in Ländern der sogenannten „Dritten Welt“ kaum vorkommen. Ein Erklärungsmechanismus hierfür ist die sogenannte Hygienehypothese. Sie geht davon aus, dass es bei sehr guten hygienischen Verhältnissen in der Kindheit zu weniger Darminfektionen kommt und daher das Immunsystem weniger trainiert wird.

Weiter scheint das Stillen einen vorbeugenden Effekt gegen die Entstehung einer chronisch entzündlichen Darmerkrankung zu haben – Kinder, die nach der Geburt über längere Zeit gestillt werden, entwickeln seltener eine chronisch entzündliche Darmerkrankung. Die oft vermutete These, dass eine falsche Ernährung die alleinige Ursache für M. Crohn oder C. ulcerosa sein könnte, ist bislang nicht bestätigt worden.

Zudem wurde immer wieder diskutiert, ob nicht eine Infektion mit Viren oder Bakterien (z. B. Mykobakterien) die Ursache von chronisch entzündlichen Darmerkrankungen sein kann. Bislang konnte jedoch keiner der vermuteten Krankheitserreger als eindeutige Ursache von M. Crohn oder C. ulcerosa identifiziert werden. Wichtig ist: M. Crohn und C. ulcerosa sind keine Infektionskrankheiten und daher nicht ansteckend.

Was genau passiert bei CED im Darm?

Im Darm von Patienten mit chronisch entzündlichen Darmerkrankungen kommt es zu einer Störung der Darmbarriere – also der wichtigen Eigenschaft der Darmwand, den Organismus gegen den Darminhalt und die darin vorkommenden Bakterien und Nahrungsbestandteile abzugrenzen. Normalerweise bilden die einzelnen Zellen der Darmwand eine sehr dichte, geschlossene Barriere. Kommt es nun zu einer erhöhten Durchlässigkeit dieses Schutzwalls, so dringen Bakterien und unverdaute Nahrungsbestandteile in die Darmwand ein und lösen dort eine überschießende Aktivierung des menschlichen Immunsystems aus, da der Körper diese fremden Stoffe als gefährlich einstuft und eine Abwehrreaktion in Gang setzt. Wie wir heute wissen, spielen dabei die erwähnten Risikogene bei M. Crohn eine wichtige Rolle in der Erkennung und Bekämpfung von Bakterien.

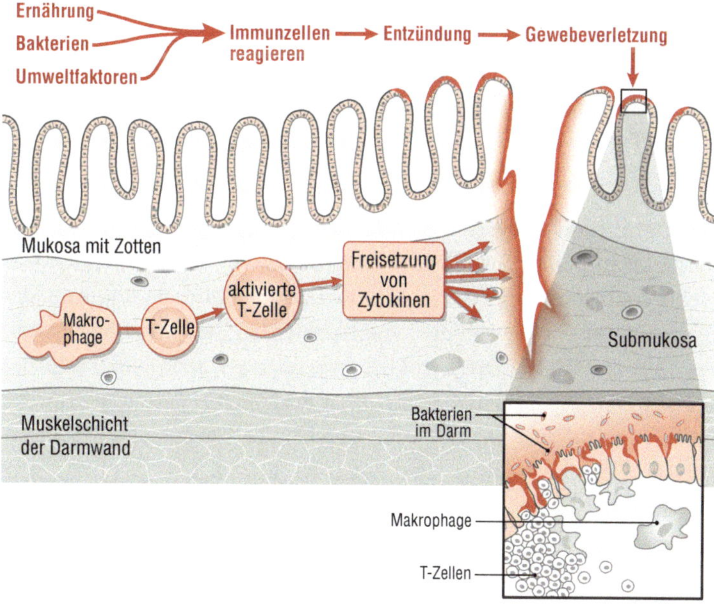

Entstehung einer chronisch entzündlichen Darmerkrankung

Fakten
Zytokine = entzündungsfördernde Botenstoffe des Körpers, die zu einer Aktivierung von Immunzellen bei CED führen.

Im Rahmen dieser Abwehrreaktion werden spezialisierte Abwehrzellen (*Makrophagen und T-Zellen*) des Immunsystems aktiviert, die vermehrt entzündungsfördernde Botenstoffe freisetzen, die sogenannten Zytokine. Diese Zytokine führen wiederum zu einer verstärkten und andauernden Aktivierung von Immunzellen – hierdurch entsteht ein Kreislauf einer unaufhörlichen Aktivierung des Immunsystems im Darm gegen eigentlich harmlose Bakterien der menschlichen Darmflora.

In der Freisetzung von Zytokinen unterscheiden sich M. Crohn und C. ulcerosa: Bei M. Crohn kommt es durch die Zytokine IL-2, IFN-gamma, Interleukin-17 und Interleukin-23 zu einer starken Vermehrung der sogenannten T-Helferzellen; bei der C. ulcerosa sind es vor allem die Botenstoffe Interleukin-5 und Interleukin-13, die zu einer Stimulation von Immunzellen führen. Diese immunologischen Unterschiede zeigen, dass es sich hierbei durchaus um zwei verschiedene Krankheitsbilder mit unterschiedlichen immunologischen Vorgängen in der Darmwand handelt.

Bei beiden Erkrankungen werden große Mengen des Zytokins TNF-alpha (Tumor-Nekrose-Faktor-alpha) freigesetzt, die in der Therapie mit speziellen Antikörpern blockiert werden können (S. 72 ff.).

Die Darmwand ist durch das vermehrte Eindringen der Immunzellen verdickt und angeschwollen, es kommt zu einer zunehmenden Gewebezerstörung durch die starke Entzündung. Oftmals sind auch das umgebende Gewebe und die Lymphknoten im Bauchraum geschwollen und entzündet. Die Zytokine können aber auch außerhalb des Darms zu entzündlichen Reaktionen anderer Organe und Gewebe führen – so kann es bei M. Crohn und C. ulcerosa auch zu Beschwerden der Gelenke oder der Haut kommen (S. 28 ff.).

Die Folgen dieser Entzündung der Darmwand sind neben Bauchschmerzen vor allem Durchfälle (*Diarrhö*). Ist vorwiegend der Dickdarm von der Entzündung befallen, so ist die Flüssigkeitsresorption beeinträchtigt, also der Entzug von Wasser aus dem Stuhl. Die Folge davon ist, dass mehr Wasser im Darm verbleibt, der Stuhl also flüssiger wird. Bei entzündlichen Veränderungen des Dünndarms werden deutlich weniger Nahrungsbestandteile verdaut und Gallensäuren resorbiert, die Folge davon ist ebenfalls Durchfall. Durch die starke entzündliche Veränderung der Schleimhaut kann der Durchfall dabei auch blutig sein.

Was ist der Unterschied zwischen einem Reizdarm und chronisch entzündlichen Darmerkrankungen?

Unter dem Begriff „Reizdarm“ werden Funktionsstörungen des Verdauungstraktes zusammengefasst, für die keine organischen Ursachen festgestellt werden können. Synonyme Begriffe sind „irritable bowel syndrome“ (IBS), Reizkolon, Colon irritabile oder auch „nervöser Darm“.

Die Symptome eines Reizdarmes können denen eines M. Crohn oder einer C. ulcerosa sehr ähnlich sein: Stuhlunregelmäßigkeiten wie Verstopfung und Durchfälle, krampfartige Bauchschmerzen oder Blähungen. Blutungen oder Fieber hingegen sind nicht typisch für einen Reizdarm. Aufgrund der Symptome müssen zugrunde liegende Störungen des Verdauungstraktes durch Laboruntersuchungen, Stuhlkulturen, Magen- und Darmspiegelung ausgeschlossen werden. Im Unterschied zu den chronisch entzündlichen Darmerkrankungen sind bei einem Reizdarm keine Entzündungszeichen im Labor nachweisbar. Auch bei der Darmspiegelung oder bei radiologischen Untersuchungen lassen sich keine sichtbaren Veränderungen in der Darmschleimhaut nachweisen. Ein Reizdarmsyndrom ist daher eine Ausschlussdiagnose, d. h. andere ernsthafte Erkrankungen des Verdauungstraktes müssen als Ursache der Beschwerden ausgeschlossen werden. Die Behandlung erfolgt nicht durch antientzündliche Medikamente wie bei den CED, sondern meist nur symptomatisch zur Linderung der Beschwerden, z. B. durch Ernährungsumstellung, krampflösende Mittel, pflanzliche Präparate und Entspannungsverfahren.

Was versteht man unter Fisteln?

Der Begriff Fistel kommt aus dem Lateinischen (fistula = Pfeife, Röhre) und bezeichnet einen röhrenartigen Verbindungsgang, der von einem Hohlorgan (z. B. Darm) ausgeht und sich zu anderen Organen im Körperinneren erstreckt (*innere Fistel*) oder an die Körperoberfläche mündet (*äußere Fistel*). Fisteln treten vor allem bei Patienten mit M. Crohn auf.

Der Ursprungsort für eine Fistel ist zumeist ein entzündlich veränderter Darmabschnitt, der vor einer Engstelle (*Stenose*) liegt (s. Abbildung S. 25). Viele dieser Fisteln münden als äußere Fisteln im Bereich der Bauchhaut oder in der Haut um den After herum (*perianale Fisteln*), sodass man sie von außen sehen kann. Die Patienten merken oft einen Abgang von Flüssigkeit aus der Fistel; manchmal kann es auch zu einem Aufstau dieser Flüssigkeit (*Verhalt*) kommen, aus dem sich ein schmerzhafter Abszess bilden kann. Diese Abszesse müssen dann drainiert und antibiotisch behandelt werden.

Fisteln können aber auch vom Darm aus in andere Organe wie die Harnblase oder bei der Frau in die Scheide gehen. Manchmal verbin-

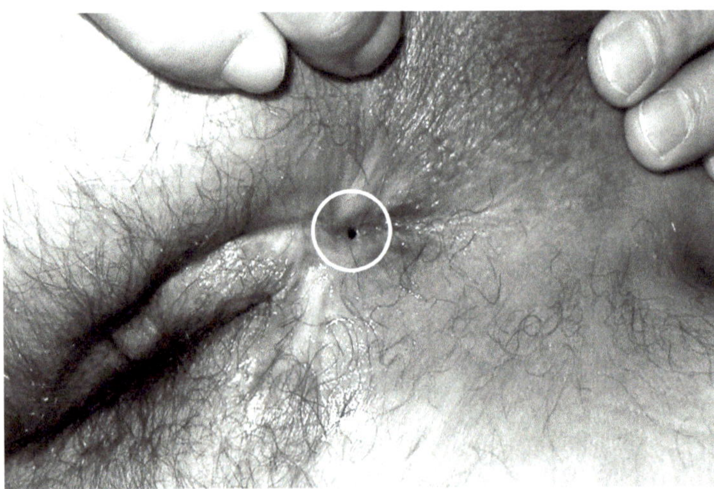

Perianale Fistel.

det eine Fistel auch zwei unterschiedliche Darmabschnitte miteinander (z. B. Dünndarm und Dickdarm) oder endet blind im Muskel- und Fettgewebe des Bauchraumes.

Nicht jede Fistel verursacht Beschwerden und nicht jede Fistel muss sofort therapiert werden. Jedoch können Fisteln zu verschiedenen, zum Teil auch schwerwiegenden Komplikationen führen und sollten daher rechtzeitig diagnostiziert und gegebenenfalls auch therapiert werden. In der Diagnostik spielt die Magnetresonanztomografie (MRT) eine große Rolle, da hier auch komplexe Fistelverläufe und deren Ausdehnung in die verschiedenen Organe und Weichteile gut dargestellt werden können.

In der Therapie von Fisteln sind sowohl operative Verfahren als auch medikamentöse Behandlungen von Bedeutung – eine enge Zusammenarbeit zwischen Gastroenterologen und Chirurgen ist daher wichtig. Medikamentös zeigen neben den Antibiotika vor allem immunsuppressive Medikamente wie Azathioprin und 6-Mercaptopurin, aber auch TNF-alpha-Antikörper durch eine Verringerung der Entzündungsaktivität gute Ansprechraten – bei ca. 30–40 % der Patienten kann hierbei eine Abheilung der Fistel erreicht werden. Chirurgisch wird versucht, durch die Einlage einer Fadendrainage den Abfluss des Sekretes aus der Fistel zu verbessern und damit die Ausbildung weiterer Fistelgänge oder Eiteransammlungen (*Abszesse*) zu verhindern. Dies ist insbesondere bei perianalen Fisteln wichtig.

Fisteln vom Darm zur Harnblase können den Übertritt von Darmbakterien in die Harnblase ermöglichen, die wiederum schwere Infektionen von Blase und Nieren verursachen können. Bei diesen Fisteln ist eine schnelle Therapie – meist durch eine Operation – sehr wichtig, um Komplikationen zu vermeiden. Auch Fisteln zur Scheide können Patientinnen sehr beeinträchtigen, da Stuhl und Luft über die Scheide ausgeschieden werden und hier ebenfalls zu Infektionen führen. Bei Fisteln zwischen verschiedenen Darmabschnitten kann es zur Ausschaltung größerer Darmabschnitte kommen, z. B. wenn der obere Dünndarm durch eine Fistel direkt mit dem Dickdarm verbunden ist; auch hier ist meist eine Operation erforderlich.

Insgesamt sollte die Therapie von Fisteln nicht isoliert erfolgen, sondern Teil eines gesamten Therapiekonzeptes sein. So ist es z. B. wichtig, eine Stenose als Ursache einer Fistel auszuschließen oder diese gegebenenfalls zu therapieren. Auch die allgemeine Entzündungsaktivität sollte bei der Auswahl der Therapie berücksichtigt werden.

Warum kommt es zu Engstellen im Darm (Stenosen)?

Unter dem Begriff Stenosen versteht man Verengungen des Darms, die vor allem bei M. Crohn häufig sind und schwerwiegende Probleme bei der Passage des Nahrungsbreis durch den Darm verursachen können. Stenosen können prinzipiell in allen Bereichen des Dünn- und Dickdarms auftreten. Bei M. Crohn findet man solche Engstellen häufig am Übergang von Dünndarm zu Dickdarm (*Ileozökalregion*). Der Bildung einer solchen Stenose gehen lang anhaltende Entzündungsprozesse des Darmes voraus: Die Darmwand ist zunächst durch die Entzündungsreaktion angeschwollen und verdickt, im weiteren Verlauf kommt es zunehmend zur Vernarbung (*Fibrose*) der Darmwand, die das Darmlumen immer mehr einengt. Im Extremfall kommt es zu einem kompletten Darmverschluss (*Ileus*), der für den Patienten lebensgefährlich sein kann.

Die meisten Patienten bemerken zunehmende Bauchschmerzen in der entsprechenden Region, insbesondere nach der Nahrungsaufnahme. Manchmal sind auch laute gurgelnde Darmgeräusche nach dem Essen zu hören, die selbst Außenstehende wahrnehmen – Ursache hierfür ist eine verstärkte Darmtätigkeit, um den Nahrungsbrei durch die Engstelle im Darm zu pressen. Hinzu kommen Übelkeit und Erbrechen und das Gefühl, keine großen Mengen an Nahrung mehr essen zu können.

Bei der Behandlung von Stenosen ist es wichtig, zwischen entzündlichen Verdickungen der Darmwand und narbigen Engstellen zu unterscheiden. Dies kann z. B. durch eine Magnetresonanztomografie besser beurteilt werden. Bei entzündlichen Prozessen kann manchmal durch eine medikamentöse Therapie ein Rückgang der Verengung bewirkt werden. Bei chronisch vernarbten Stenosen kann eine

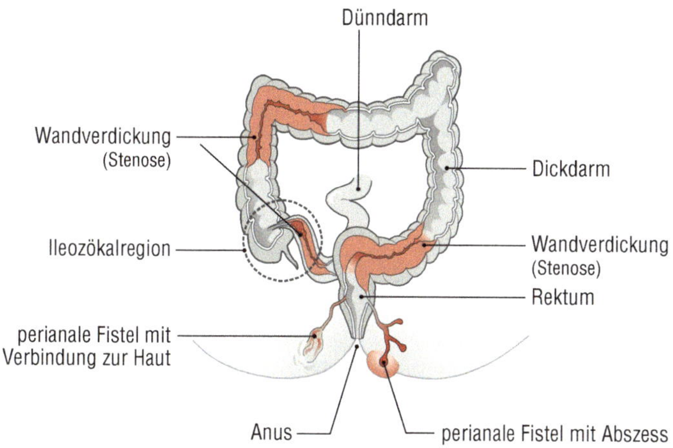

Stenosen und Fisteln als Komplikationen des M. Crohn.

medikamentöse Therapie keine Besserung erzielen – hier kommen in erster Linie operative oder auch endoskopische Verfahren in Betracht. Bei kurzstreckigen Engstellen kann versucht werden, im Rahmen einer Darmspiegelung eine Aufdehnung der Engstelle (*Bougierung*) durchzuführen oder durch darmschonende Operationsverfahren wie die sogenannte Strikturoplastik die Engstelle wieder durchgängig zu machen. Bei langstreckigen Engstellen, dem gleichzeitigen Vorhandensein von Fisteln oder auch bei dem Verdacht auf Zellveränderungen (*Dysplasien*) sollte eine chirurgische Entfernung des betroffenen Darmabschnitts erfolgen.

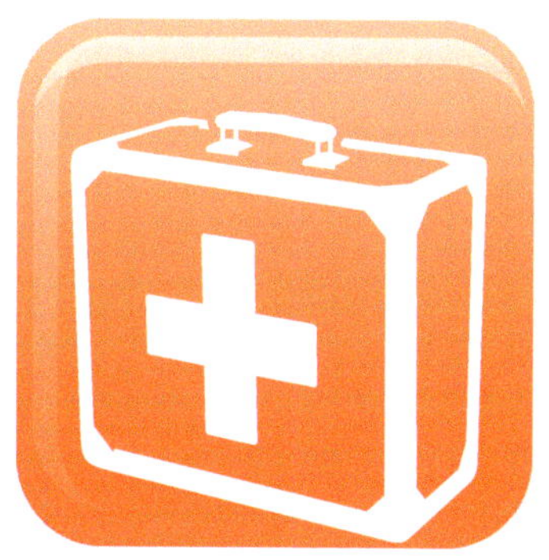

Chronisch entzündliche Darmerkrankungen … und ihre Begleiterkrankungen

Was sind extraintestinale Manifestationen?

Durch die starke Entzündungsreaktion im Darm können manchmal auch ganz andere Stellen des Körpers, fernab des Darms betroffen sein. Unter diesen sogenannten „extraintestinalen Manifestationen" versteht man also Krankheitssymptome außerhalb (*extra*) des Magen-Darm-Traktes (*intestinal*), die bei ca. 50 % der CED-Patienten auftreten. Hierzu zählen insbesondere Beschwerden der Gelenke, der Haut und Augen sowie Veränderungen an Leber und Gallenwegen. Diese Manifestationen können sowohl bei M. Crohn als auch bei C. ulcerosa auftreten; häufig ist dies mit einer erhöhten entzündlichen Aktivität des Körpers im akuten Schub verbunden. Die Behandlung erfolgt daher meist durch Medikamente, die die entzündliche Aktivität im Körper eindämmen sollen – also Steroide, Immunsuppressiva und TNF-alpha-Antikörper.

Fakten
Extraintestinale Manifestationen = Krankheitssymptome bei CED-Patienten, die außerhalb (extra) des Magen-Darm-Traktes (intestinal) auftreten – hierzu gehören entzündliche Reaktionen der Haut, der Gelenke, der Augen oder auch der Gallengänge.

Die häufigste extraintestinale Manifestation bei CED sind Gelenkbeschwerden, die bei ca. 30 % aller Patienten im Verlauf der Erkrankung auftreten. Hierbei kann es zu Entzündungen und Schmerzen der Wirbelsäule und Becken-Kreuzbein-Gelenke (*Iliosakralgelenke*) kommen; auch sind Beschwerden der Fingergelenke oder Sehnenansätze häufig. Die Patienten klagen über Schmerzen, Schwellung und Überwärmung der Gelenke sowie Bewegungseinschränkungen. Neben den entzündungshemmenden Medikamenten (z. B. Sulfasalazin, Immunsuppressiva, TNF-alpha-Antikörper) müssen hier oft auch Schmerzmittel eingesetzt werden. Allerdings sollten bei Patienten mit CED Schmerzmedikamente aus der Wirkstoffgruppe der sogenannten nicht steroidalen Analgetika (z. B. Diclofenac, Ibuprofen) eher zurückhaltend eingesetzt werden, da hier die Gefahr einer Verschlimmerung der Darmsymptome besteht (S. 80).

Zu den typischen Hautveränderungen bei CED zählen das sogenannte Erythema nodosum – rötliche schmerzhafte Knoten im Bereich der Schienbeine sowie das Pyoderma gangraenosum (1–2 % der Patienten) – geschwürartige schmerzhafte Hautveränderungen, die eben-

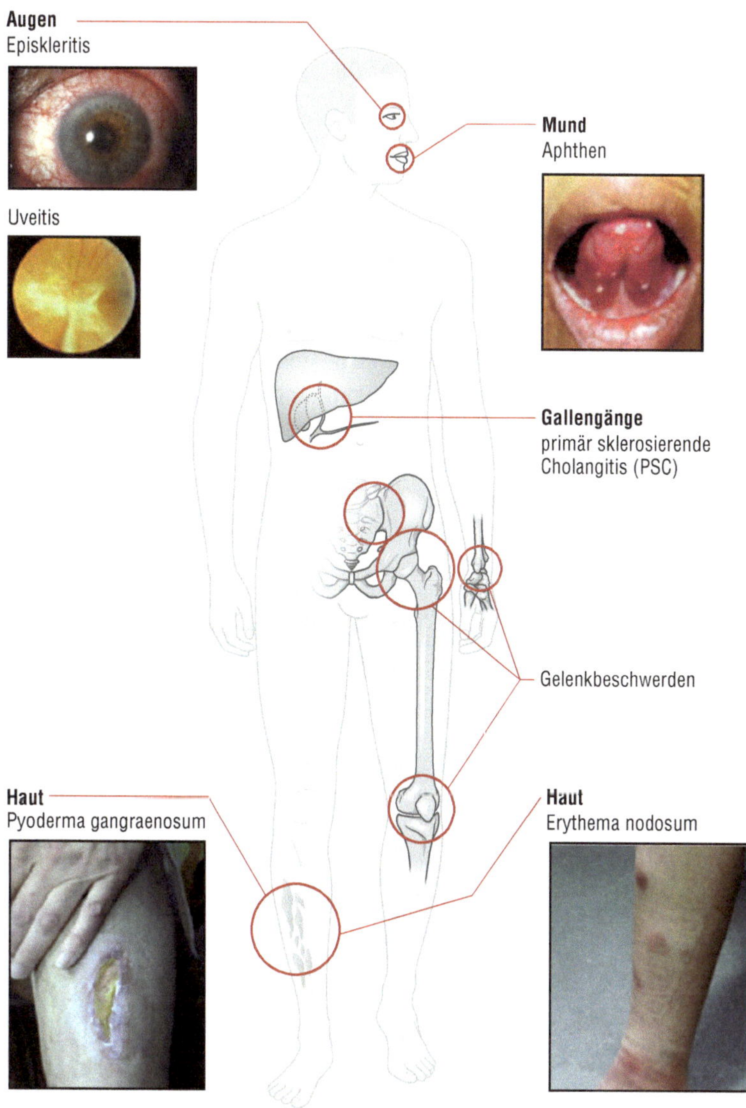

Von CED betroffene Körperregionen außerhalb des Magen-Darm-Traktes (extraintestinale Manifestationen).

falls häufig an den Unterschenkeln entstehen. Bei Patienten mit M. Crohn kann es bei Befall der Mundhöhle zudem auch zu Aphthen, kleinen schmerzhaften offenen Stellen in der Mundhöhle, kommen. Im Bereich der Augen kann eine Uveitis auftreten, eine Entzündung der mittleren Aderhaut des Auges, oder eine Episkleritis, eine Entzündung des Bindegewebes zwischen Leder- und Bindehaut des Auges. In beiden Fällen sollte umgehend ein Augenarzt aufgesucht und eine antientzündliche Therapie begonnen werden.

Was ist eine primär sklerosierende Cholangitis (PSC)?

PSC ist die Abkürzung für „primär sklerosierende Cholangitis", eine seltene chronisch entzündliche Lebererkrankung mit Stauung der Gallenflüssigkeit in den Gallengängen. Langfristig führt diese Stauung der Gallenflüssigkeit zu einer fortschreitenden Vernarbung der Gallengänge, die zu einer Verhärtung und Schrumpfung der Leber (*Leberzirrhose*) führt. Die PSC tritt gehäuft bei Patienten mit C. ulcerosa auf. Schätzungsweise 3–5 % aller Colitis-Patienten sind auch von einer PSC betroffen, dabei erkranken mehr Männer als Frauen. Der Schweregrad einer PSC ist dabei unabhängig von der Aktivität der Darmerkrankung – Patienten mit einer leichten Colitis können eine schwere PSC haben, so wie Patienten mit einer schweren Colitis eine leichte PSC haben können. Die genaue Ursache der PSC ist bislang unklar, es wird vermutet, dass es sich um eine Autoimmunerkrankung handelt.

Die klinischen Symptome einer PSC sind zunächst unspezifisch – viele Patienten berichten von vermehrter Müdigkeit, Juckreiz der Haut oder Oberbauchbeschwerden. Eine Gelbsucht (*Ikterus*) durch den zunehmenden Aufstau der Gallengänge tritt erst spät im Krankheitsverlauf auf. Durch den Aufstau der Gallenflüssigkeit kann es akut zu eitrigen Entzündungen der Gallengänge, einer sogenannten Cholangitis kommen, die sich durch hohes Fieber und akute Bauchschmerzen bemerkbar machen. Durch

Fakten

PSC = primär sklerosierende Cholangitis:

- chronisch entzündliche Lebererkrankung mit Stauung der Galleflüssigkeit
- 3–5 % aller Patienten mit C. ulcerosa sind betroffen
- Symptome: Müdigkeit, Juckreiz und Gelbfärbung der Haut, Bauchschmerzen

den Mangel an Gallensäuren im Darm besteht bei Patienten mit PSC häufig ein Mangel an den fettlöslichen Vitaminen A, D, E und K und ein erhöhtes Risiko für eine Osteoporose.

Wussten Sie schon?
Patienten mit PSC haben ein erhöhtes Risiko, einen Tumor der Gallenwege oder des Dickdarms zu entwickeln. Daher werden für diese Patienten neben bildgebenden Verfahren zur Darstellung der Gallenwege auch jährliche Vorsorge-Koloskopien empfohlen.

Durch eine Blutuntersuchung lassen sich Parameter für einen Aufstau der Galle (*Cholestase*) bestimmen – eine Erhöhung der sogenannten Alkalischen Phosphatase (AP) und der Gamma-Glutamyl-Transferase (γ-GT, sprich: gamma-GT) sind der häufigste Hinweis auf das Vorliegen einer PSC; sie sollten daher bei allen Colitis-Patienten bestimmt werden. Zudem können auch spezielle Autoantikörper, die sogenannten pANCA (perinukleäre antineutrophile zytoplasmatische Antikörper), im Labor bestimmt werden; sie treten aber nur bei 70 % der Patienten auf.

Die Gallenwege können mittels einer speziellen Untersuchung in der Kernspintomografie (Magnetresonanz-Cholangiopankreatikografie, MRCP) nicht invasiv und ohne Strahlenbelastung dargestellt werden. Alternativ kann eine endoskopische Untersuchung der Gallenwege (endoskopisch retrograde Cholangiopankreatikografie, ERCP) erfolgen. Das Stadium der PSC-Erkrankung kann zudem durch eine Leberbiopsie festgestellt werden.

Die Standardbehandlung der PSC besteht in der Einnahme des Medikaments Ursodesoxycholsäure, welches den Galleabfluss verbessern soll. Bei manchen Patienten ist zudem die Einnahme von immunsuppressiven Medikamenten wie z. B. Azathioprin indiziert. Bei Patienten mit höhergradigen Abflussstörungen der Gallenwege wird eine endoskopische Aufweitung der Engstellen mittels ERCP durchgeführt. Langfristig benötigen jedoch die meisten PSC-Patienten eine Lebertransplantation.

Wie kommt es bei CED zu einer Anämie?

Die Blutarmut (*Anämie*) ist eine der häufigsten Begleiterscheinungen bei M. Crohn und C. ulcerosa. Im Labor wird die Anämie durch eine verminderte Konzentration des roten Blutfarbstoffes Hämoglobin festgestellt. Hämoglobin ist ein Eiweißstoff (*Protein*) und befindet sich im Körper vor allem in den roten Blutkörperchen (*Erythrozyten*). Diese roten Blutkörperchen werden im Knochenmark gebildet, dafür sind vor allem Eisen, Vitamin B12 und Folsäure wichtig.

Die Hauptaufgabe von Hämoglobin ist der Transport von Sauerstoff, der in der Lunge aufgenommen wird und dann mithilfe der roten Blutkörperchen über den Blutkreislauf in die verschiedenen Organe transportiert wird. Bei einer Anämie ist aufgrund des Mangels an Hämoglobin die Sauerstoff-Transportkapazität des Blutes reduziert und der Organismus wird schlechter mit Sauerstoff versorgt.

Die Ursachen einer Anämie bei Patienten mit M. Crohn und C. ulcerosa können unterschiedlich sein – wichtigster Auslöser ist ein Mangel an Eisen. Eisen ist für den Menschen ein lebenswichtiges Spurenelement. Als Bestandteil des roten Blutfarbstoffes Hämoglobin ist Eisen für den Transport von Sauerstoff zu den Zellen essenziell, zudem können zahlreiche Enzyme nur mit Eisen zusammen ihre Aufgaben im Stoffwechsel erfüllen. Die Symptome eines Eisenmangels machen sich langsam bemerkbar – der Körper erschöpft sich schneller und die Patienten bemerken eine vermehrte Müdigkeit und eine reduzierte körperliche Belastbarkeit bis hin zu Kopfschmerzen, Schwindel oder schnellem Puls mit Herzrasen. Zudem sind Haut und Schleimhäute recht blass, die Nägel werden brüchig und es kommt zu Einrissen der Mundwinkel.

Etwa 10–20 % des Eisens, das wir über die Nahrung aufnehmen, werden im oberen Teil des Dünndarms ins Blut aufgenommen und dort an das Transferrin, den Eisentransporter im Blut, gebunden. Dieser Eisentransporter bringt das Eisen dann zum Knochenmark, dem Ort der Blutbildung. Überschüssiges Eisen wird im Körper an das Speichereisen, das Ferritin, gebunden und in der Leber und der Milz gespeichert. Sobald nicht mehr genügend Eisen über die Nahrung aufgenommen wird, wird dieses Speichereisen freigesetzt und vom Eisentransporter Transferrin wieder zum Einsatzort transportiert. Ohne erneuten Eisennachschub jedoch leeren sich die Speicher langfristig und es kommt im Körper zu einem Eisenmangel.

Dieser Eisenmangel kann bei CED-Patienten verschiedene Ursachen haben:

- wiederholte Blutverluste über den Darm durch akute Schübe
- eine reduzierte Aufnahme von Eisen über die Nahrung
- eine andauernde hohe Entzündungsaktivität im Körper, die die Eisenaufnahme im Darm reduziert und gleichzeitig die Eisenspeicher in Leber und Milz blockiert

Eine andere Ursache für eine Anämie ist bei Patienten mit M. Crohn ein Mangel an Vitamin B12. Dieses Vitamin wird nur im unteren Dünndarm (*Ileum*) aufgenommen und wird ebenfalls für die Blutbildung im Knochenmark gebraucht. Bei Patienten mit einer starken Entzündung des Ileums oder nach einer operativen Entfernung dieses Darmabschnittes ist eine Aufnahme von Vitamin B12 nur eingeschränkt bzw. gar nicht mehr möglich, es kommt daher zu einer Verminderung der Blutbildung im Knochenmark. Dies gilt auch für die Folsäure, die ebenfalls im unteren Dünndarm aufgenommen wird.

Wie kann eine Anämie festgestellt werden?

In der Blutuntersuchung wird der Hämoglobinwert (Hb-Wert) bestimmt, der die Konzentration des roten Blutfarbstoffes angibt. Der Hb-Wert liegt bei Gesunden zwischen 13–15 g/dl und beginnt dann zu sinken, wenn die Eisenspeicher geleert sind und die Bildung von roten Blutkörperchen im Knochenmark nur eingeschränkt möglich ist. Bei Patienten mit einer Anämie ist daher auch meist die Zahl der roten Blutkörperchen (*Erythrozyten*) reduziert. Der Zustand der Eisenspeicher kann durch die Messung des Ferritins beurteilt werden – ein verminderter Wert zeigt an, dass sich die Speicher zu leeren beginnen. Ferritin ist jedoch gleichzeitig auch ein Entzündungsmarker des Körpers, der bei akuten Entzündungen von chronisch entzündlichen Darmerkrankungen erhöht sein kann. Daher sollte man sich eher an der Transferrin-Sättigung orientieren. Diese zeigt an, wie viel Prozent des Eisentransporters Transferrin mit Eisen beladen sind. Die Transferrin-Sättigung sinkt beim Vorliegen eines Eisenmangels, da der Transporter zum größten Teil unbesetzt ist. Zudem sollte bei Patienten mit M. Crohn auch die Konzentration von Vitamin B12 und Folsäure im Blut bestimmt werden.

Wie kann eine Anämie therapiert werden?

Ein Eisenmangel bei CED kann auf verschiedene Arten ausgeglichen werden, Nahrungsergänzungsmittel oder eisenhaltige Säfte aus dem Reformhaus sind hierbei jedoch nur selten hilfreich, da sie dem Körper nicht die benötigte hohe Menge an Eisen in kurzer Zeit bereitstellen können.

Eisen kann in Form von Tabletten (verschreibungspflichtig) oral eingenommen werden. Da der Darm jedoch nur eine begrenzte Menge an Eisen aufnehmen kann, empfiehlt sich eine orale Eiseneinnahme nur bei Patienten mit leichtem Eisenmangel. Häufig klagen die Patienten bei der Einnahme von oralen Eisenpräparaten über Nebenwirkungen wie Übelkeit, Verstopfung oder Bauchschmerzen; zudem gibt es Studien, die über einen Zusammenhang zwischen der Einnahme von Eisentabletten und der Auslösung eines entzündlichen Schubes bei CED-Patienten berichten.

Daher sollte eine Eisenmangelanämie bei M. Crohn und C. ulcerosa entsprechend der europäischen Leitlinien in erster Linie über eine intravenöse Therapie behandelt werden. Als Richtwerte für den Beginn einer Eisentherapie gelten ein Hb-Wert < 12 g/dl bei Frauen sowie ein Hb-Wert < 13 g/dl bei Männern. Bei der Eisengabe über die Vene sind sowohl die Eisenverwertung als auch die Verträglichkeit deutlich besser und die modernen Eisenpräparate können bereits nach einer Behandlungsdauer von 1–2 Wochen einen schweren Eisenmangel ausgleichen.

Bei Patienten mit einem nachgewiesenen Vitamin-B12-Mangel muss dieses Vitamin dem Körper durch eine intramuskuläre Gabe, d.h. eine Spritze in den Muskel, zugeführt werden.

Warum haben CED-Patienten ein erhöhtes Risiko für Osteoporose?

Der Begriff „Osteoporose" kommt aus dem Griechischen von „osteo" = Knochen und „porose" = Tuffstein und bedeutet übersetzt so viel wie „poröser Knochen". Gemeint ist damit eine Skeletterkrankung, die durch eine Abnahme der Knochendichte und -struktur gekennzeichnet ist. Die Folgen dieser verminderten Knochendichte sind ein höheres Risiko für Brüche (*Frakturen*) von Knochen und Wirbelkörpern. Die Osteoporose ist eine häufige Erkrankung, die ungefähr 10 % der Bevölkerung und vor allem Menschen im höheren Lebensalter und Frauen nach der Menopause betrifft. Patienten mit M. Crohn oder C. ulcerosa sind jedoch aufgrund ihrer Erkrankung und deren Therapie besonders stark für die Entwicklung einer Osteoporose gefährdet, auch bereits im jungen Lebensalter:

- Die chronische Entzündungsaktivität mit ständig erhöhten entzündlichen Botenstoffen bei CED kann auch den Knochenstoffwechsel beeinflussen und zu einem erhöhten Knochenabbau führen.
- Kalzium und Vitamin D sind zwei zentrale Elemente für den menschlichen Knochenstoffwechsel. Bei Patienten mit einem entzündlichen Befall des Dünndarms bzw. nach einer Operation kann die Nährstoffaufnahme im Darm reduziert sein – die Folge ist ein Mangel an Kalzium und Vitamin D, der zur Ausbildung einer Osteoporose beitragen kann.
- Viele Patienten mit CED haben zusätzlich eine Laktoseintoleranz bzw. vertragen Milchprodukte nur sehr eingeschränkt – die Folge ist eine Unterversorgung mit Kalzium.
- Besonders gefährdet sind Patienten, die aufgrund einer CED mit hohen Dosen bzw. über einen langen Zeitraum mit Steroiden therapiert werden. Diese führen zu einem gesteigerten Knochenabbau und hemmen die Knochenneubildung sowie die Kalziumaufnahme über den Darm. Etwa 30–50 % aller Patienten zeigen unter einer Langzeitbehandlung mit Steroiden eine Osteoporose, der Knochenverlust ist dabei in den ersten 6–12 Monaten der Therapie am höchsten. Man geht davon aus, dass bei einer Therapie-

Fakten

Risikofaktoren für eine Osteoporose:

- weiblich
- Alter > 50
- Osteoporose in der Familiengeschichte
- Einnahme von Steroiden (Kortison) > 7,5 mg über einen längeren Zeitraum
- operative Entfernung von Teilen des Dünndarms
- hohe Krankheitsaktivität über einen längeren Zeitraum
- Bewegungsmangel
- niedriges Körpergewicht (BMI < 18)
- Raucher/innen

dauer von über sechs Monaten mit täglich mehr als 7,5 mg Prednisolon (S. 63 ff.) ein relevanter Knochenschwund zu erwarten ist und daher präventive Maßnahmen ergriffen werden sollten. Wichtig: Gemeint ist hierbei die Gabe von Steroiden in Form von Tabletten oder die intravenöse Gabe als Infusion. Lokal (topisch) wirksame Steroide in Form von Zäpfchen, Schäumen oder Einläufen (*Klysmen*) zeigen diese Nebenwirkungen nicht.

- Weiter gefährdet sind Patienten mit niedrigem Gewicht, Frauen mit ausbleibender Regelblutung aufgrund der hohen Entzündungsaktivität, Raucher und Patienten, bei denen bereits Eltern oder Großeltern an Osteoporose litten.

Wie kann man eine Osteoporose feststellen?

Eine Osteoporose kann mithilfe einer Knochendichtemessung festgestellt werden. Der Standard dazu ist in Deutschland die DXA-Methode (Dual-Energy X-ray Absorptiometry). Hierbei werden gleichzeitig zwei energetisch leicht unterschiedliche Röntgenquellen verwendet, die ihre Strahlung durch das Skelett senden – meist wird hierzu an der Lendenwirbelsäule und der Hüfte gemessen. Aus der Menge der Strahlen, die durch den Knochen gelangt, kann der Mineralgehalt des Knochens berechnet werden. Errechnet wird dabei insbesondere der sogenannte T-Score, der den Vergleich eines Patienten mit der normalen Referenzbevölkerung ermöglicht. Eine Osteoporose liegt laut Definition der Weltgesundheitsorganisation (WHO) dann vor, wenn die Knochendichte um 2,5 Standardabweichungen (SD) unter dem statistischen Mittelwert gesunder Personen liegt (= T-Score). Manchmal wird bei der Knochendichtemessung der Befund einer „Osteopenie" gestellt – gemeint ist damit ein gering ausgeprägter Knochenschwund, der aber die Knochenstruktur noch nicht zerstört hat. Eine

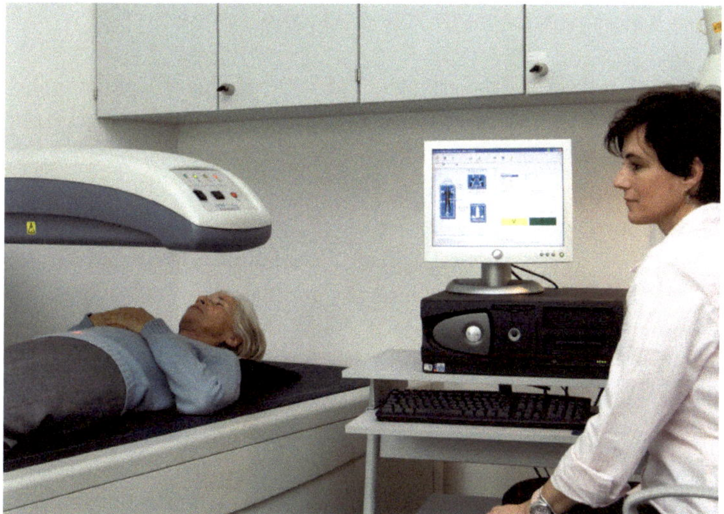

Messung der Knochendichte mittels eines modernen DXA-Gerätes der Firma Lunar, GE.

Aus R. Bartl, W. Buchberger (2012) Der große Patientenratgeber Osteoporose. 2. Auflage, S. 51, Zuckschwerdt Verlag Germering

Osteopenie kann aber die Vorstufe zu einer Osteoporose sein und muss daher kontrolliert werden.

Bei CED-Patienten mit einem erhöhten Risiko werden regelmäßige Knochendichtemessungen empfohlen, etwa alle 2–3 Jahre. Die Strahlenbelastung der Knochendichtemessung ist sehr gering (etwa 1/10–1/100 einer normalen Röntgenaufnahme); die Untersuchung selbst dauert nur wenige Minuten.

Wie kann man eine Osteoporose behandeln?

Zur Behandlung einer Osteoporose stehen uns heute neben der Zufuhr von Kalzium und Vitamin D auch moderne Bisphosphonate zur Verfügung, die bei Patienten unter einer Steroidtherapie bereits ab einem T-Score von –1,5 gegeben werden können. Wichtig ist jedoch auch körperliche Aktivität und ein gezieltes Muskeltraining.

Wie kann man einer Osteoporose vorbeugen?

Generell sollten CED-Patienten auf regelmäßige körperliche Bewegung und eine abwechslungsreiche, kalziumreiche Ernährung achten. Nahrungsmittel mit einem hohen Kalziumanteil sind alle Milchprodukte (z. B. Vollmilch, Hartkäse, Mozzarella oder Joghurt), Nüsse, Obst und frisches grünes Gemüse wie Brokkoli, Grünkohl und Spinat, Mineralwasser und Fruchtsäfte. Schädlich für den Knochenstoffwechsel sind dagegen ein hoher Konsum von Alkohol und Koffein, Phosphat in Fleisch- und Wurstwaren, eine zu hohe Fett- und Eiweißaufnahme sowie eine Übersäuerung des Körpers. Insbesondere durch den Verzicht aufs Rauchen kann das Osteoporoserisiko deutlich gesenkt werden. Bei Patienten mit einem erhöhten Osteoporoserisiko sollte frühzeitig mit einer Prophylaxe mit Kalzium und Vitamin D begonnen werden.

Wichtigster Punkt: Bei Patienten mit CED sollte – wenn irgendwie möglich – auf eine Langzeittherapie mit Steroiden verzichtet werden!

Wussten Sie schon?

Patienten mit CED können selbst dazu beitragen, einer Osteoporose vorzubeugen:

- rechtzeitig erkennen: Knochendichtemessung
- rechtzeitig vorbeugen und behandeln: Osteoporose-Prophylaxe mit Kalzium und Vitamin D
- keine Langzeittherapie mit systemischen Steroiden
- richtig ernähren: kalziumreiche Kost, wenig Alkohol und Koffein
- aufhören zu rauchen
- regelmäßige körperliche Aktivität

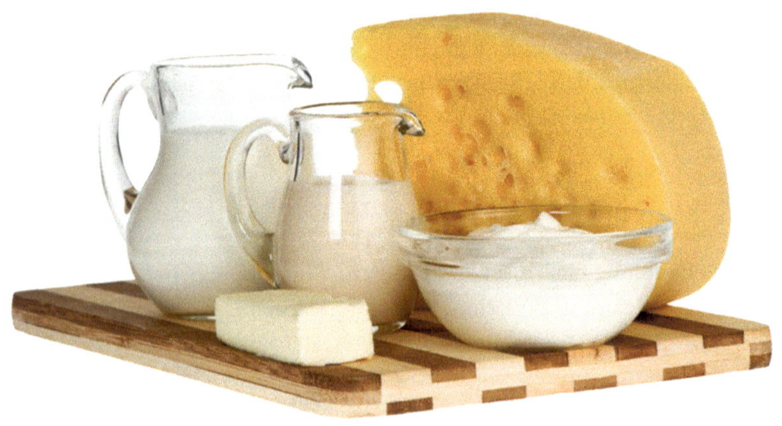

Wie hoch ist mein Risiko als CED-Patient, an Darmkrebs zu erkranken?

Bei Patienten mit C. ulcerosa ist das Risiko, an Darmkrebs zu erkranken, im Vergleich zur Normalbevölkerung leicht erhöht. Daher wird für Patienten mit C. ulcerosa auch die dauerhafte Einnahme von 5-Aminosalicylsäure als Prophylaxe empfohlen. Das Risiko für Zellveränderungen bei C. ulcerosa steigt dabei mit der zeitlichen Dauer der Erkrankung an und hängt nicht nur vom Schweregrad der Entzündung und der Ausbildung von Polypen ab, sondern auch von der Ausbreitung der Colitis im Darm. Das größte Risiko haben dabei Patienten mit einer Pankolitis, also einer ausgedehnten Colitis des gesamten Darmes, und in geringerem Maße Patienten mit einer Linksseitenkolitis. Für Patienten mit einer lokal begrenzten Proktitis ulcerosa, also einem ausschließlichen Befalls des Rektums, ist das Risiko, an Darmkrebs zu erkranken, nach der derzeitigen Datenlage nicht erhöht. Ein zusätzlich erhöhtes Risiko besteht dagegen für Patienten, die gleichzeitig an einer PSC erkrankt sind (S. 30 ff.). Zudem haben Patienten, in deren Familie gehäuft Darmkrebs vorkommt, unabhängig von der CED ein erhöhtes Risiko für Zellveränderungen.

Wichtig sind daher regelmäßige Darmspiegelungen, um Vorstufen von Darmkrebs rechtzeitig zu erkennen und zu therapieren.

Für Patienten mit M. Crohn ist das Risiko für die Entwicklung von Darmkrebs nicht so hoch wie für Patienten mit C. ulcerosa – für Crohn-Patienten mit Dickdarmbefall werden jedoch ebenfalls regelmäßige Vorsorge-Koloskopien empfohlen (S. 50).

Was ist ein Gallensäureverlustsyndrom?

Unter einem Gallensäureverlustsyndrom versteht man einen Mangel an Gallensäuren, der zu Beschwerden wie Durchfällen, Gewichtsverlust oder Vitaminmangel führen kann. Die Gallensäuren sind Bestandteil der Gallenflüssigkeit, werden in der Leber produziert und dann in den oberen Dünndarm (*Duodenum*) abgegeben. Ihre Aufgabe im Darm ist vor allem die Fettverdauung: Gallensäuren zerlegen

Wussten Sie schon?
Bei Patienten mit einem Gallensäureverlustsyndrom kann es durch den Mangel an Gallensäuren und eine verminderte Aufnahme von Nahrungsfetten und Vitaminen zu Gewichtsverlust, Durchfällen, Nierensteinen und Mangelzuständen kommen.

große Fettkügelchen in kleinere Bestandteile und ermöglichen dadurch einen Abbau durch Verdauungsenzyme. Gallensäuren werden nach getaner Arbeit normalerweise im Dünndarm, genauer im terminalen Ileum wieder aufgenommen und über das Blut zurück zur Leber transportiert. Diese Wiederverwertung nennt man auch enterohepatischen Kreislauf. Nur ein geringer Anteil der Gallensäuren wird über den Stuhl ausgeschieden. Dieser Verlust muss dann über die Synthese von neuen Gallensäuren in der Leber ausgeglichen werden.

Fällt nun beispielweise nach einer Operation bei M. Crohn oder einer schweren Entzündung das terminale Ileum aus, so erfolgt auch keine Rückresorption der Gallensäuren und diese gelangen in den Dickdarm, wo sie schwere Durchfälle auslösen können. Durch den Mangel an Gallensäuren kommt es zudem zu Störungen bei der Resorption von Nahrungsfetten und fettlöslichen Vitaminen (A, D, E, K), die Folge sind Fettstühle und ein Vitaminmangel, oft auch ein Gewichtsverlust. Auch kommt es vermehrt zu Nierensteinen, da der Darm verstärkt Oxalsäure resorbiert.

Wichtig ist es daher, bei Patienten mit M. Crohn und Durchfall insbesondere nach einer Operation diagnostisch auch an ein Gallensäureverlustsyndrom zu denken, welches in spezialisierten Laboren durch Blut- und Stuhluntersuchungen festgestellt werden kann. Therapiert wird ein solcher Mangel an Gallensäuren z. B. durch Colestyramin, ein Pulver, welches Gallensäuren bindet und damit die Durchfälle bessert. Patienten mit Nierensteinen hilft es, die Trinkmenge zu erhöhen (ca. 2 Liter pro Tag) und Oxalsäure-haltige Nahrungsmittel wie z. B. Spinat, Rote Bete, Rhabarber, Mangold, Kakao oder Nüsse zu meiden.

Was ist ein Kurzdarmsyndrom?

Unter einem Kurzdarmsyndrom versteht man ein Krankheitsbild, das durch die operative Entfernung von großen Teilen des Dünndarms entsteht. Je nach Länge und Lokalisation des entfernten Dünndarmabschnittes können die normalen Aufgaben des Dünndarms stark eingeschränkt sein und Komplikationen auftreten. Hierzu gehören häufige Durchfälle und Fettstühle, verbunden mit einer Mangelversorgung an Nährstoffen, Fetten, Elektrolyten und Vitaminen, die zu einem Gewichtsverlust führen. Auch haben die meisten Patienten ein Gallensäureverlustsyndrom, da die Gallensäuren im Darm nicht rückresorbiert werden.

Einige Patienten klagen zudem über eine Überproduktion von Magensäure und eine Milchzuckerunverträglichkeit.

Bei diesem Krankheitsbild sind eine ausführliche Ernährungsberatung zur Optimierung der Nahrungsbestandteile, z. B. kohlenhydratreiche Kost, Verwendung von sogenannten MCT-Fetten, die leichter vom Darm aufgenommen werden können, sowie die Gabe von Vitamin B12, Kalzium, Magnesium, Zink und Folsäure, und die Behandlung des Gallensäureverlustsyndroms wichtig.

Chronisch entzündliche Darmerkrankungen ... richtig diagnostizieren

Bevor die Diagnose einer chronisch entzündlichen Darmerkrankung eindeutig gestellt wird, vergeht für die Betroffenen oftmals eine lange Zeit mit wechselnden Beschwerden und verschiedenen Arztbesuchen mit nicht immer eindeutigen Befunden. Immer noch beträgt die Zeit zwischen dem Auftreten der ersten Symptome bis zur Diagnosestellung bei M. Crohn und C. ulcerosa in Deutschland im Durchschnitt zwei Jahre – für die Patienten mit CED eine lange Zeit der Ungewissheit und Hilflosigkeit angesichts der körperlichen Beschwerden. Die Ursachen hierfür sind vielfältig: Einerseits sind die Symptome gerade zu Beginn der Erkrankung oft unspezifisch und wechselhaft und werden von den betreuenden Ärzten nicht gleich als CED-spezifisch erkannt, andererseits ist die Diagnostik einer CED oftmals komplex und erfordert verschiedene Untersuchungsmethoden, um Ausmaß und Lokalisation der Entzündung sowie mögliche Komplikationen festzustellen.

Daher kommt der Erstdiagnostik, also dem erstmaligen Nachweis einer chronisch entzündlichen Darmerkrankung, eine besondere Bedeutung zu. Hierzu werden die Krankengeschichte (*Anamnese*), die körperliche Untersuchung, Labor- und Stuhluntersuchungen, Ergebnisse von bildgebenden Verfahren wie Ultraschall, Magnetresonanztomografie (MRT) oder Computertomografie (CT) sowie insbesondere auch die Befunde der Darmspiegelung (*Koloskopie*) verwendet, um die Diagnose eines M. Crohn oder einer C. ulcerosa stellen zu können. Bei einigen Patienten wird die Diagnose auch im Rahmen einer Operation gestellt, die z. B. aufgrund einer Engstelle im Darm durchgeführt wurde. In 10 % der Fälle ist auch trotz umfangreichster diagnostischer Verfahren eine eindeutige Unterscheidung zwischen C. ulcerosa und M. Crohn nicht möglich – dieses Krankheitsbild wird dann Colitis indeterminata genannt, d. h. nicht näher einzuordnende Colitis.

Welche Bedeutung haben die Krankengeschichte und die körperliche Untersuchung?

Bei der Erstdiagnostik möchte der Arzt in der Anamnese (*Krankengeschichte*) zunächst möglichst viele Informationen über den bisherigen Verlauf der Erkrankung und die vorhandenen Beschwerden sowie bereits aufgetretene Komplikationen erfahren. Bei CED-Patienten sind neben dem Allgemeinbefinden insbesondere die Anzahl der Durchfälle, die Konsistenz des Stuhles, die Frage nach Blut im Stuhl und das Auftreten von Bauchschmerzen von Bedeutung. Diese Angaben dienen auch zur Beurteilung des Schweregrades der Erkrankung.

Bei Patienten mit M. Crohn beispielsweise wird basierend auf diesen Angaben und unter Berücksichtigung der Laborwerte der Schweregrad der Erkrankung mithilfe des sogenannten CDAI (Crohn's disease activity index nach Best) erfasst. Gefragt wird zum Beispiel nach Allgemeinbefinden, Gewichtsverlust, Fieber, der Anzahl flüssiger Stühle pro Woche und weiteren Beschwerden. Ergibt sich ein CDAI von bis zu 150, „ruht" die Krankheit momentan (*Remission*); bei einem höheren CDAI handelt es sich um einen behandlungsbedürftigen Schub. CDAI-Werte über 300 weisen auf einen schweren akuten Schub hin.

Fakten

CDAI (Crohn's disease activity index) = Punkteskala zur Bewertung des Schweregrades bei M. Crohn

Da chronisch entzündliche Darmerkrankungen auch Beschwerden außerhalb des Bauchraumes verursachen können, sollten Sie Ihrem Arzt auch von möglichen Beschwerden wie Gelenkschmerzen, Augenentzündungen oder Hautveränderungen erzählen (extraintestinale Manifestationen, S. 28 ff.); auch andere Vorerkrankungen, Operationen und die berufliche und private Situation des Patienten spielen dabei eine Rolle.

Bei der körperlichen Untersuchung werden zunächst die Körpergröße und das Körpergewicht zur Bestimmung des Body-Mass-Index (BMI) erfasst, der Aufschluss über ein mögliches Über- oder Untergewicht gibt. Bei Kindern werden Körpergröße und Gewicht in Wachstumskurven (*Perzentilen*) eingetragen. Dies ist gerade bei jungen CED-Patienten wichtig, da es durch die chronische Entzündung oder auch die Einnahme von Steroiden zu Wachstumsverzögerungen kommen kann. Daher werden bei Kindern auch regelmäßig die körperlichen Merkmale der Pubertätsentwicklung untersucht.

Zur Erstdiagnostik gehört eine komplette körperliche Untersuchung des Patienten, besondere Aufmerksamkeit bekommt dabei das Abdomen, also der Bauch. Durch die äußerliche Untersuchung des Afterbereiches lassen sich mögliche Hämorrhoiden, Fisteln oder Abszesse sehen. Weiter kann der Untersucher durch eine Tastuntersuchung des Rektums mit dem Finger mögliche Veränderungen im Bereich des Enddarms feststellen.

Was kann die Blutuntersuchung feststellen?

Durch die Blutuntersuchung lassen sich Hinweise auf das Vorliegen einer Entzündung gewinnen, die vor allem durch eine Erhöhung der Anzahl weißer Blutkörperchen (*Leukozyten*), der Blutsenkungsgeschwindigkeit (BSG) und des C-reaktiven Proteins (CRP) angezeigt wird. Bei deutlich erhöhten Entzündungswerten im Blut muss bei CED-Patienten an das Vorliegen eines akuten Schubs, aber auch an Komplikationen wie z. B. einen Abszess gedacht werden. All diese Entzündungsparameter sind nicht spezifisch für CED, können also auch bei anderen Entzündungen im Körper (z. B. einer Lungenentzündung) erhöht sein.

Sehr wichtig sind auch Laborparameter, die eine Anämie (*Blutarmut*) anzeigen können. Hierzu werden die roten Blutkörperchen (*Erythrozyten*) sowie der rote Blutfarbstoff (*Hämoglobin*) bestimmt, die bei einer Anämie deutlich erniedrigt sind. Ursache hierfür können z. B. ein Eisenmangel oder auch ein Mangel an Vitamin B12 sein. Weitere wichtige Werte einer Blutuntersuchung sind die Elektrolyte (Blutsalze) wie Kalzium, Kalium und Natrium, Parameter der Nieren- (Kreatinin und Harnstoff) und Leberfunktion (Transaminasen GOT und GPT, Alkalische Phosphatase AP, Gamma-Glutamyl-Transferase gamma-GT) sowie die Messung von Vitaminen, Spurenelementen und Eiweißen. Die Tabelle auf der folgenden Seite gibt einen Überblick über die wichtigsten Laborwerte und deren Bedeutung bei chronisch entzündlichen Darmerkrankungen.

Warum werden Stuhluntersuchungen durchgeführt?

Bei Patienten mit CED werden oftmals Stuhluntersuchungen durchgeführt, um eine Infektion mit Bakterien oder Parasiten als Ursache für die Beschwerden auszuschließen. Der eingesandte Stuhl wird da-

Übersicht über wichtige Laborwerte und ihre Bedeutung bei chronisch entzündlichen Darmerkrankungen.

Laborwert	Bedeutung	Aussagekraft bei CED
BSG	Blutsenkungsgeschwindigkeit	↑ Zeichen für Entzündung
CRP	C-reaktives Protein, wichtiger Entzündungsmarker	↑ Zeichen für Entzündung/Infektion
Leukozyten	weiße Blutkörperchen, wichtig für die Immunabwehr	↑ Zeichen für Entzündung/Infektion ↓ Wirkung von Azathioprin/6-MP
Erythrozyten	rote Blutkörperchen, transportieren den Sauerstoff im Blut	↓ Anämie (Blutarmut)
Thrombozyten	Blutplättchen, wichtig für die Blutgerinnung	↑ Zeichen für Entzündung
Hämoglobin	roter Blutfarbstoff	↓ Anämie (Blutarmut)
Eisen	wichtig für Sauerstofftransport im Hämoglobin	↓ Anämie (Blutarmut)
Ferritin	Speichereisen	↓ Anämie (Blutarmut) ↑ Zeichen für Entzündung
Transferrin-Sättigung	Transporteisen	↓ Anämie (Blutarmut), da Transporter leer
Albumin	Eiweiß im Serum	↓ Eiweißverlust durch Durchfälle oder Mangelernährung
Vitamin B12	wichtig für Blutbildung	↓ verminderte Aufnahme im Dünndarm, kann zu Anämie führen
Quick, INR, PTT	Werte der Blutgerinnung	werden vor Darmspiegelung bestimmt
Kreatinin, Harnstoff	Werte der Nierenfunktion	↑ eingeschränkte Nierenfunktion
GOT, GPT, AP, gamma-GT	Werte der Leberfunktion	↑ beeinträchtige Funktion der Leber bzw. Aufstau von Gallenflüssigkeit

bei in der Mikrobiologie auf das Vorhandensein von Krankheitserregern untersucht. Zu den wichtigen Differenzialdiagnosen gehören hierbei eine Infektion mit Salmonellen oder Yersinien oder auch ein Befall mit dem Erreger Clostridium difficile, der gehäuft nach einer Einnahme von Antibiotika beobachtet wird. Auch bei einer bestehenden CED-Diagnose kann es bei einem erneuten Schub sinnvoll sein, eine infektiöse Ursache der Beschwerden zu überprüfen – hierzu gehören auch Viren wie z. B. das Cytomegalievirus (CMV).

Wussten Sie schon?
Calprotectin ist ein Entzündungsmarker, der im Stuhl untersucht werden kann und bei einem akuten Schub erhöht ist.

Ein spezifischer Nachweis für CED anhand von Stuhlproben ist bislang leider nicht verfügbar – allerdings können mittlerweile sensible Marker im Stuhl gemessen werden, die eine Entzündung im Darm anzeigen können. Diese Marker sind nicht spezifisch für CED, können aber verwendet werden, um generell das Vorhandensein sowie das Ausmaß einer Darmentzündung diagnostizieren zu können. Hierzu gehört zum Beispiel der Entzündungsmarker Calprotectin – dieser ist im akuten Schub bei CED erhöht und eignet sich so zur Abgrenzung gegenüber einem Reizdarmsyndrom oder auch zur Überwachung im symptomfreien Intervall, um rechtzeitig einen neuen Schub zu erkennen und früh therapieren zu können.

Was ist eine Darmspiegelung?

Die wichtigste Untersuchung zur Diagnostik einer entzündlichen Veränderung der Darmschleimhaut ist die Spiegelung des Dickdarms (*Koloskopie*). Hierbei wird ein ca. 1 cm dickes schlauchförmiges Instrument, ein Endoskop, durch den After in den Dickdarm eingeführt und vom Untersucher bis zum Übergang zum Dünndarm (*Ileozökalklappe und terminales Ileum*) vorgeschoben. Das Endoskop besteht aus einem optischen System mit Lichtquelle, welches die Bilder aus dem Darminneren auf einen Monitor nach außen überträgt. Während der Untersuchung wird die gesamte Schleimhaut des Darmes auf Entzündungsareale, Geschwüre (*Ulzerationen*), Engstellen (*Stenosen*), Schwellungen oder auch Schleimhautverdickungen (*Polypen*) untersucht. Die gesamte Untersuchung dauert ca. 30 Minuten; sie wird meist unter einer leichten Betäubung durch Gabe von Schlaf- und Schmerzmitteln ambulant durchgeführt.

Zur Vorbereitung muss der Darm durch abführende Maßnahmen von Nahrungs- und Stuhlresten gereinigt werden, um die Darmschleimhaut gut einsehen zu können. Dies erfolgt meist durch die Einnahme von abführenden Medikamenten am Vortag der Untersuchung sowie das Trinken einer Spüllösung am Morgen der Untersuchung.

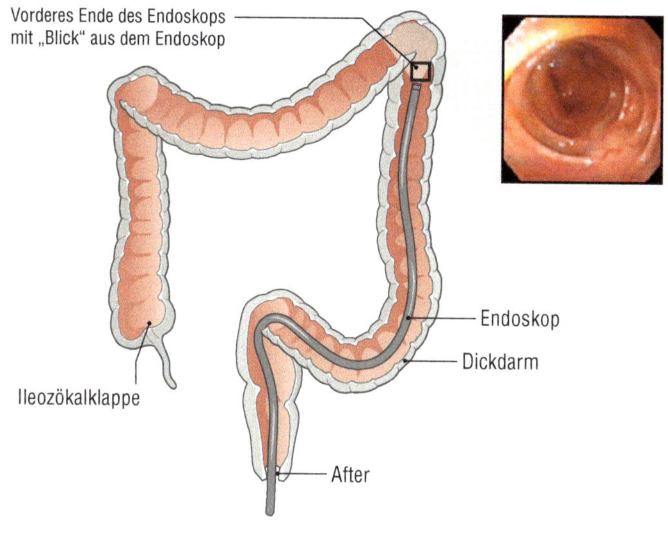

Darmspiegelung (Koloskopie).

Ein Vorteil dieser Untersuchung ist, dass aus veränderten Schleimhautarealen direkt während der Untersuchung Gewebeproben entnommen werden können, die dann feingeweblich untersucht werden. So kann beispielsweise eine frische Entzündung von einem chronischen Geschehen unterschieden werden. Auch können kleinere operative Eingriffe wie z. B. die Entfernung von Polypen direkt im Rahmen dieser Darmspiegelung erfolgen. Da das Darminnere keine Schmerzrezeptoren aufweist, sind solche endoskopischen Eingriffe für den Patienten nicht schmerzhaft.

Wie oft brauche ich eine Darmspiegelung?

Zunächst einmal ist eine Darmspiegelung Bestandteil der Erstdiagnostik, um eine chronisch entzündliche Darmerkrankung überhaupt feststellen zu können. Sie ist auch eine wichtige Methode bei der Unterscheidung zwischen M. Crohn und C. ulcerosa, da die Entzündung in verschiedenen Darmabschnitten lokalisiert ist. Entscheidend ist daher,

Fakten
Patienten mit C. ulcerosa weisen ein erhöhtes Risiko für Darmkrebs auf und benötigen daher regelmäßige Kontrollendoskopien.

dass bei der Koloskopie bis in das letzte Stück des Dünndarms (*terminales Ileum*) eingesehen wird, da hier oftmals ein Befall bei M. Crohn auftritt.

Im Verlauf einer chronisch entzündlichen Darmerkrankung werden Darmspiegelungen bei akuten neuen Beschwerden oder Komplikationen durchgeführt. Da Patienten mit einer langjährigen C. ulcerosa ein erhöhtes Risiko für Darmkrebs aufweisen, sind zudem regelmäßige Darmspiegelungen mit der Entnahme von Gewebeproben zur frühzeitigen Erkennung von veränderten Zellen als Vorsorge-Koloskopie besonders wichtig. Die derzeitigen Leitlinien der ECCO, der europäischen Crohn- und Colitis-Vereinigung, empfehlen, dass bei allen Patienten mit einer C. ulcerosa acht bis zehn Jahre nach Beginn der Symptomatik eine Kontrollendoskopie vorgenommen wird, um das Ausmaß der Erkrankung festzustellen. Bei einer ausgedehnten Colitis werden zunächst zweijährliche Kontroll-Koloskopien, bis zum 20. Jahr nach Krankheitsbeginn, dringend empfohlen, danach sollten jährliche Kontrollen durchgeführt werden. Die Darmspiegelung mit der Entnahme von Gewebeproben sollte dabei möglichst nicht während eines Schubes, sondern in einer Remissionsphase durchgeführt werden, da ansonsten die Unterscheidung zwischen entzündlichen und bösartigen Veränderungen schwierig sein kann.

Bei M. Crohn ist die Datenlage nicht so klar wie bei der C. ulcerosa. Man geht davon aus, dass Crohn-Patienten mit einem ausgedehnten Befall des Dickdarms auch ein erhöhtes Risiko für Darmkrebs haben, sie sollten sich deshalb regelmäßig koloskopieren lassen. Bei Crohn-Patienten hingegen, bei denen ausschließlich das Ileum befallen ist, scheint das Krebsrisiko nicht erhöht zu sein.

Wann ist eine Magenspiegelung sinnvoll?

Bei Patienten mit M. Crohn kann auch die Schleimhaut des Magens von der chronischen Entzündung betroffen sein und Beschwerden verursachen. Daher ist es im Rahmen der Erstdiagnostik bei Patienten mit M. Crohn sinnvoll, auch eine Magenspiegelung (*Gastroskopie*) durchzuführen. Hierbei wird auch der obere Teil des Dünndarms eingesehen und durch die Untersuchung von Gewebeproben können andere Ursachen der Beschwerden (z. B. eine *Zöliakie* – die Unverträglichkeit von Gluten) ausgeschlossen werden.

Wie kann der Dünndarm untersucht werden?

Der Dünndarm ist der längste Teil des Verdauungstraktes, der zwischen Magen und Dickdarm liegt und daher mit endoskopischen Verfahren nur sehr schwer zu erreichen ist. Da bei Patienten mit M. Crohn häufig der Dünndarm betroffen ist, reichen eine Magen- und Darmspiegelung oftmals nicht aus, um alle entzündeten Abschnitte des Verdauungstraktes darzustellen. Daher stehen verschiedene radiologische und endoskopische Verfahren zur Verfügung, um auch diesen schwer zugänglichen Darmabschnitt sichtbar zu machen.

Fakten

Untersuchungsmethoden für den Dünndarm bei CED:

- Magnetresonanztomografie (MRT)
- Computertomografie (CT)
- Ultraschall (Sonografie)
- Kapselendoskopie
- Dünndarmspiegelung

Magnetresonanztomografie (MRT)

Eines der häufigsten radiologischen Verfahren zur Untersuchung des Dünndarms ist die Magnetresonanztomografie (MRT), auch Kernspintomografie genannt. Hierbei wird mithilfe einer speziellen Untersuchungstechnik (MRT-Sellink oder auch Hydro-MRT genannt) versucht, die gesamte Schleimhaut des Dünndarms darzustellen und hinsichtlich Entzündungen, Engstellen (*Stenosen*), Abszessen und Schleimhautwucherungen zu beurteilen. Die MRT-Untersuchung dauert ca. 40 Minuten und bringt für den Patienten keine Strahlenbelastung mit sich. Dies ist gerade bei jungen Patienten mit einer chronischen Darmerkrankung, bei denen wiederholt mit bildgebenden Verfahren untersucht werden muss, ein sehr großer Vorteil gegenüber der Computertomografie (CT) oder dem konventionellen Röntgen mit Kontrastmittel, was auch konventioneller Sellink oder Magen-Darm-Passage genannt wird.

Vor der Durchführung eines MRT-Sellink muss der Darm gereinigt werden, d. h. der Patient sollte ähnlich wie vor einer Darmspiegelung abführen. Mithilfe einer Sonde, die entweder über die Nase oder den Mund bis zum Zwölffingerdarm vorgeschoben wird, wird Kontrastmittel in den Darm gegeben. Alternativ kann das Kontrastmittel auch normal getrunken werden, allerdings ist hierbei die Aussagekraft des MRT meist etwas geringer. Zusätzlich werden über die Vene Medikamente gegeben, die die Darmbewegungen unterdrücken. Wird zudem ein Kontrastmittel über die Vene gegeben, lassen sich entzündliche von narbigen Veränderungen der Darmwand unterscheiden. Neben der guten Schleimhautdarstellung ist ein weiterer Vorteil der MRT, dass Strukturen außerhalb des Darms (insbesondere Abszesse und Fisteln) sehr gut diagnostiziert werden können. Nachteilig kann für den Patienten der hohe Zeitaufwand für die Untersuchung sein, die Notwendigkeit einer Magensonde sowie bei Platzangst die Untersuchung in einer engen Röhre.

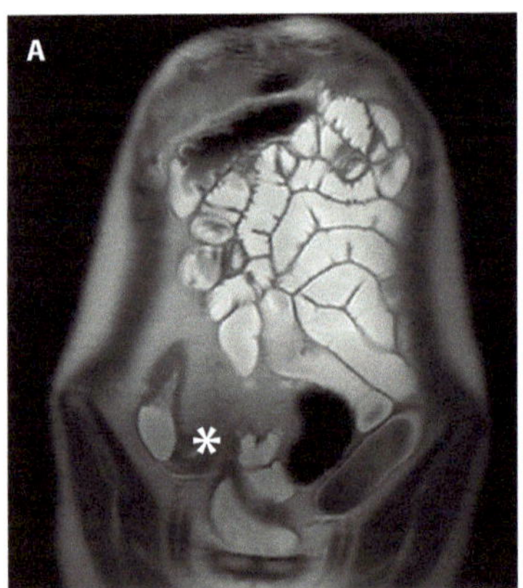

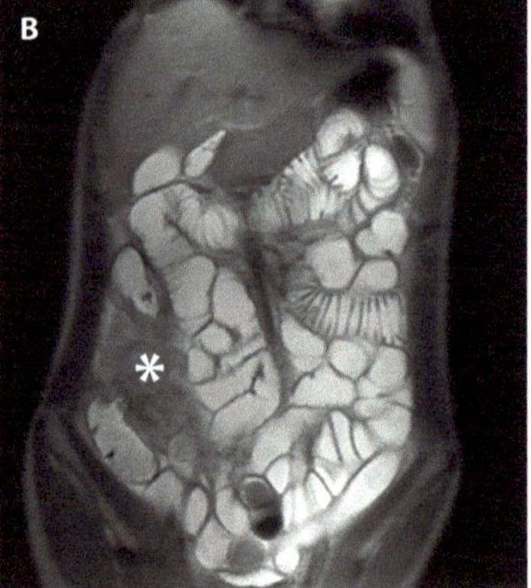

MRT (Kernspinuntersuchung) des Dünndarms.

Darstellung des Dünndarms im MRT. Der Patient erhält Kontrastmittel und dadurch kann man auf dem Bild den Darm in heller Farbe erkennen.

A. Im rechten Unterbauch (im Bild links unten) erkennt man bei diesem Patienten in der Ileozökalregion eine entzündliche Darmwandverdickung (Stenose; markiert mit *). Die übrigen Darmabschnitte sind normal und haben eine dünne Darmwand.
B. Im rechten Unterbauch (im Bild links unten) zeigt sich ein deutlich entzündeter Darmabschnitt (markiert mit *). Die Entzündung greift auf das umliegende Gewebe und angrenzende Darmabschnitte über. Dies kann voranschreiten und in der Bildung eines Abszesses oder einer Fistel resultieren.

Mit freundlicher Genehmigung von PD Dr. Karin Herrmann, Radiologie am Klinikum Großhadern der LMU München

Computertomografie (CT)

Die Computertomografie (CT) ist ebenfalls ein bildgebendes Verfahren der Radiologie, mit dessen Hilfe der gesamte Bauchraum und daher auch der Dünndarm sichtbar gemacht werden können. Wie der Name schon sagt, ist bei der Computertomografie im Gegensatz zum normalen Röntgen die Nutzung eines Computers erforderlich, um aus den Rohdaten Schnittbilder erzeugen zu können. Ähnlich wie bei der MRT braucht man dazu eine „Röhre", die allerdings dem Patienten deutlich mehr Platz bietet. Die Untersuchung selbst ist wesentlich kürzer als eine MRT, sie dauert ca. 10 Minuten, und erfordert keine vorherigen Abführmaßnahmen.

Wussten Sie schon?

Patienten mit CED benötigen im Verlauf ihrer Erkrankung immer wieder radiologische Diagnostik und sind dabei oftmals einer erhöhten Strahlenbelastung ausgesetzt. Verfahren wie Computertomografie und Röntgen sollten daher gerade bei jungen Patienten nur in begründeten Fällen eingesetzt werden. MRT oder Sonografie dagegen weisen keine Strahlenbelastung für den Patienten auf.

Im Gegensatz zur MRT tritt bei der Computertomografie jedoch eine hohe Strahlenbelastung für den Patienten auf. Daher sollte die Computertomografie nur in begründeten Fällen und nicht zu oft durchgeführt werden. Meist wird die Computertomografie bei CED-Patienten bei Notfällen – also z. B. bei einem Verdacht auf einen Abszess, eine schwere Darmblutung oder einen akuten Darmverschluss – oder beim Verdacht auf einen Tumor durchgeführt.

Ultraschalluntersuchung (Sonografie)

Die Ultraschalluntersuchung (*Sonografie*) ist eine einfache diagnostische Maßnahme ohne Strahlenbelastung. Bei der Sonografie wird ein Schallkopf eingesetzt, der Ultraschallwellen aussendet, die im Körper des Patienten je nach Gewebeart absorbiert oder reflektiert werden und dadurch ein Ultraschallbild erzeugen. Eine Ultraschalluntersuchung des Bauchraumes (*Abdomen*) gibt Auskunft über Veränderungen der inneren Organe wie Leber, Gallenblase, Bauchspeicheldrüse, Nieren und Harnwege. Man kann auch eine Darmsonografie durchführen, die Verdickungen der Darmwand, entzündliche Veränderungen, Abszesse oder Engstellen feststellen kann. Oftmals wird hierzu auch ein gut verträgliches Kontrastmittel über die Vene gespritzt, um z. B. Entzündungsherde besser darstellen zu können. Gerade zur Verlaufsbeobachtung bei CED-Patienten kann die Darmsonografie durch erfahrene Untersucher gut eingesetzt werden.

Der Nachteil dieser für den Patienten wenig belastenden Untersuchung besteht darin, dass aufgrund von Störfaktoren nicht immer ein optimales Bild zustande kommt – so ist z. B. bei Überlagerungen durch Luft im Bauch oder bei sehr übergewichtigen Patienten die Bildqualität oft unzureichend. Die Sonografie ist daher meist alleine nicht aussagekräftig genug, sodass weitere Untersuchungsverfahren angewandt werden müssen.

Kapselendoskopie

Die Kapselendoskopie kann die Diagnostik mittels Magen- und Darmspiegelung bei CED-Patienten nicht ersetzen; sie sollte nur eingesetzt werden, wenn trotz vorangegangener radiologischer und endoskopischer Verfahren weiterer Abklärungsbedarf besteht. Die derzeit häufigste Indikation für eine Kapselendoskopie sind Blutungen aus dem Dünndarm, deren genaue Lokalisation trotz eingehender Untersuchungen nicht festgestellt werden konnte.

Die Kapsel (Größe 26 x 11 mm) wird vom Patienten wie eine Tablette geschluckt und gelangt so in den Magen-Darm-Trakt, durch den sie durch die normalen Darmbewegungen befördert wird. Während ihres Weges durch Speiseröhre, Magen, Dünndarm und Dickdarm nimmt die Kapsel wie eine Mini-Kamera zahlreiche Bilder auf – während der ca. 6–9 Stunden dauernden Passage werden etwa 60 000 einzelne Bilder durch die auf der Bauchhaut aufgeklebten Elektroden an ein externes Aufzeichnungsgerät übertragen. Mithilfe entsprechender Software werden diese Bilder anschließend zu einem Film zusammengesetzt und von einem erfahrenen Untersucher ausgewertet.

Bei folgenden Patienten sollte die Kapsel nicht angewendet werden: bei Patienten mit bekannten Verwachsungen bzw. zahlreichen Voroperationen im Bauchraum, Ausstülpungen der Darmwand (*Divertikeln*), Engstellen (*Stenosen*) oder Darmverschluss sowie bei Patienten mit Schluckstörungen, Darmträgheit bei Diabetes oder Patienten mit Herzschrittmachern sowie bei Schwangeren.

Der größte Nachteil dieser Methode für CED-Patienten besteht darin, dass die veränderten Areale im Darm während der Untersuchung nicht biopsiert werden können, d. h. keine Probe für die feingewebliche Untersuchung gewonnen werden kann. Dies kann die genaue Diagnose und damit auch die Aussagekraft dieser Untersuchung deutlich beeinträchtigen. Die Kapselendoskopie ist ein rein diagnostisches Verfahren, d. h. im Gegensatz zur normalen Endoskopie können keine therapeutischen Eingriffe erfolgen, wie z. B. die Entfernung von Polypen oder der Verschluss einer Blutungsquelle.

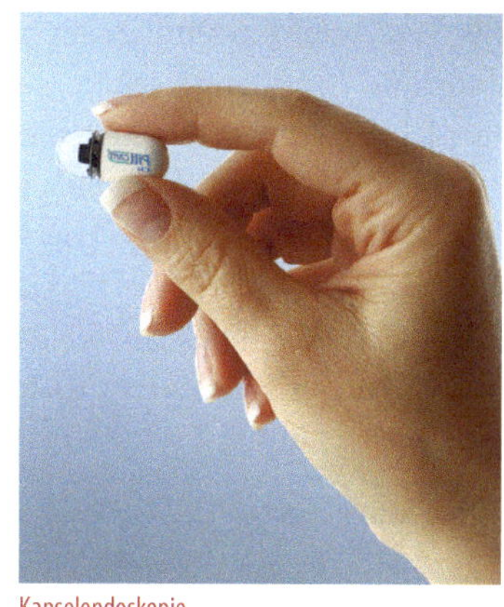

Kapselendoskopie

Die möglichen Nebenwirkungen einer Kapselendoskopie sind gering; jedoch besteht bei Crohn-Patienten mit Engstellen (*Stenosen*) im Darm die Gefahr eines Steckenbleibens der Kapsel mit einem drohenden Darmverschluss und der Notwendigkeit einer Operation. Daher wird bei Patienten mit einem Risiko für Engstellen im Darm empfohlen, zunächst eine Stenose durch eine MRT auszuschließen. Es gibt auch die Möglichkeit, durch die vorangehende Verabreichung einer sich selbst auflösenden „Testkapsel“ (auch „patency capsule“ genannt), die Magen-Darm-Passage zu beurteilen.

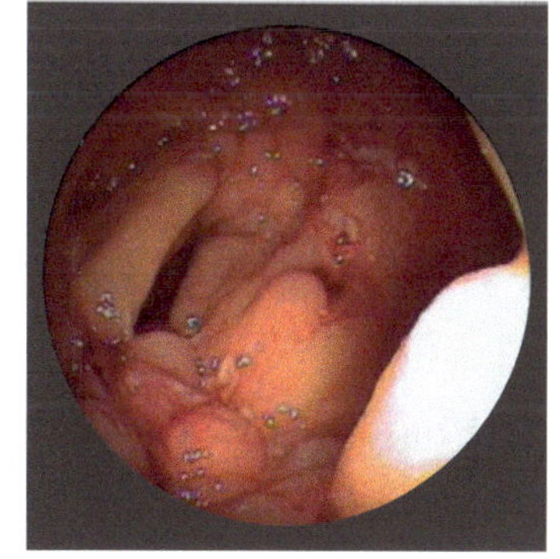

M. Crohn des Dünndarms, dargestellt durch eine Dünndarmspiegelung.

Dünndarmspiegelung (Doppelballon-Enteroskopie)

Die Doppelballon-Enteroskopie ist eine Dünndarmspiegelung mithilfe eines endoskopischen Gerätes, also ein klassisches endoskopisches Verfahren ähnlich der normalen Darmspiegelung. Da es aber aufgrund der anatomischen Lage des Dünndarms und seiner Länge technisch sehr schwierig ist, diesen Bereich mithilfe einer Spiegelung einzusehen, braucht man dazu eine spezielle Methode, die sogenannte Doppelballon-Technik. Hierzu wird entweder von Mund oder After ausgehend ein dünnes und langes flexibles Instrument (*Endoskop*) eingeführt, das Stück für Stück in den Dünndarm „hineinkriechen" kann. Durch diese Methode ist erstmals die endoskopische Betrachtung des gesamten Dünndarms möglich.

Ein großer Vorteil der Untersuchung ist es, dass dabei vor Ort Gewebeproben aus dem Dünndarm entnommen und bei Blutungen oder Engstellen direkt therapeutische Eingriffe durchgeführt werden können. Ein Nachteil der Methode ist der recht hohe technische Aufwand und die damit verbundene Dauer und auch die Komplikationsrate des Eingriffs; zudem ist meist eine leichte Narkose (*Sedierung*) des Patienten notwendig.

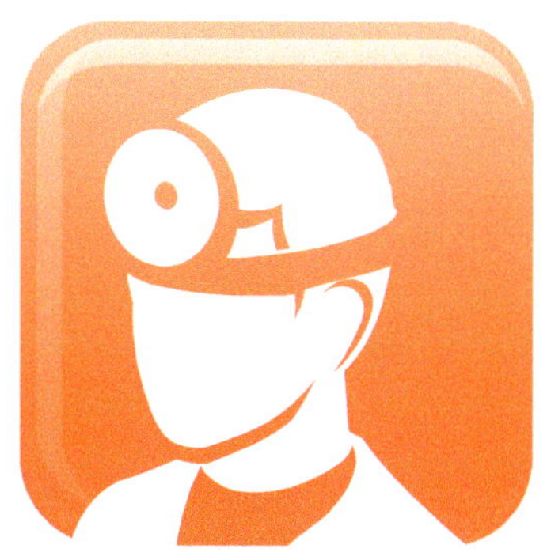

Chronisch entzündliche Darmerkrankungen … effektiv behandeln

Therapiekonzepte – was ist wichtig?

Die therapeutischen Möglichkeiten bei Patienten mit chronisch entzündlichen Darmerkrankungen umfassen eine Vielzahl medikamentöser und operativer Verfahren. Durch den schnellen Fortschritt in der Medizin und die Verfügbarkeit neuer Studien zu neuen Medikamenten unterliegen auch die Therapieempfehlungen immer wieder einem Wandel. Für die Behandlung des M. Crohn und der C. ulcerosa wurden von den deutschen (DGVS) und europäischen (ECCO) Fachgesellschaften Leitlinien entwickelt, die auf den Ergebnissen aus klinischen Studien beruhen und derzeit verfügbare Medikamente und Operationsverfahren anhand dieser Datenlage bewerten. Diese Leitlinien sind kein starres Gesetz, sondern eine Orientierungshilfe im Sinne von Therapieempfehlungen, die für die individuelle Behandlung des jeweiligen Patienten hilfreich sein können. Bei allen Therapieverfahren müssen Vor- und Nachteile vor dem Hintergrund des Beschwerdebildes und der jeweiligen Lebenssituation des Patienten abgewogen werden. Auch versucht man heute zunehmend, durch eine frühe und intensive Therapie der Erkrankung den langfristigen Krankheitsverlauf günstig zu beeinflussen und Komplikationen zu vermeiden.

Wussten Sie schon?
Die Leitlinien der deutschen und europäischen Fachgesellschaften (DGVS und ECCO) zur Therapie des M. Crohn und der C. ulcerosa finden Sie in ausführlicher Form unter:

www.dgvs.de
www.ecco-ibd.eu

Die Leitlinien gibt es auch in einer patientenverständlichen Version unter

www.dccv.de

Prinzipiell sollte individuell für jeden Patienten ein Therapiekonzept erstellt werden, das die folgenden Ziele berücksichtigt:

- die effektive **Therapie des akuten Schubs:** mithilfe medikamentöser oder operativer Verfahren soll in angemessener Zeit ein vollständiges Abklingen der Symptome und Entzündungswerte erreicht werden; dieser entzündungsfreie Zustand wird dann als Remission bezeichnet; ein Kriterium für die Remission ist auch die endoskopisch sichtbare Abheilung der entzündeten Darmschleimhaut, was in der Fachsprache „mucosal healing" genannt wird
- den **Erhalt einer Remission**, d.h. das möglichst lange Hinaus-

zögern eines neuen Entzündungsschubes und das Vermeiden von Komplikationen

- die frühzeitige **Erkennung und Behandlung von Komplikationen und Begleiterkrankungen** wie z. B. die Operation von Engstellen im Darm oder die Behandlung einer Anämie
- die **Vermeidung von Komplikationen** einer medikamentösen Therapie wie z. B. einer Osteoporose durch eine dauerhafte Therapie mit Steroiden
- **vorbeugende Maßnahmen** wie z. B. eine Osteoporose-Prophylaxe mit Kalzium und Vitamin D
- **ergänzende Therapiemaßnahmen**, beispielsweise in Bezug auf Ernährung, Schmerzlinderung, Psyche und Krankheitsbewältigung

Welche Medikamente stehen für die Therapie eines akuten Schubes bei Morbus Crohn zur Verfügung?

Ziel der Behandlung im akuten Schub ist es, dass die Entzündung im Darm möglichst schnell zurückgeht und Komplikationen vermieden werden. Die Medikamente müssen dabei individuell für den Patienten und seinen bisherigen Krankheitsverlauf ausgewählt werden. Zudem ist wichtig, welche Teile des Verdauungstraktes befallen sind und wie stark die Entzündung ausgeprägt ist. Schwere Schübe sollten stationär im Krankenhaus überwacht werden.

Befall der Ileozökalregion

Die europäischen Leitlinien der ECCO sehen beim ersten Schub eines M. Crohn vor, dass bei einer nur leichten entzündlichen Aktivität in der Ileozökalregion bei Erwachsenen zu Beginn meist lokal wirksame (*topische*) Steroide in Form von Tabletten (Budesonid) eingesetzt werden; bei schwereren Entzündungsverläufen kommen systemisch wirksame Steroide in Form von Tabletten oder als Infusion über die Vene zum Einsatz, die im gesamten Körper wirken. Bei einem Nichtansprechen oder bei Nebenwirkungen durch Steroide sind Immunsuppressiva wie Azathioprin/6-Mercaptopurin und/oder TNF-alpha-Antikörper die Mittel der Wahl. Im Einzelfall kann auch die Gabe von Antibiotika oder der Beginn einer Ernährungstherapie sinnvoll sein.

Ausgedehnter Dünndarmbefall

Patienten mit ausgedehntem und schwerem Dünndarmbefall scheinen von einer frühzeitigen und intensiven antientzündlichen Therapie mit systemischen Steroiden, immunsuppressiver Therapie und/oder TNF-alpha-Antikörpern zu profitieren. Da bei ausgedehntem Dünndarmbefall oftmals eine Mangelernährung droht, sollte frühzeitig eine Ernährungstherapie begonnen werden.

Dickdarmbefall

Bei Patienten, die einen Dickdarmbefall haben, können bei milder Entzündungsaktivität Sulfasalazin-Präparate eingesetzt werden; zudem können lokal Zäpfchen, Klysmen oder Schäume (5-ASA, Steroide) angewandt werden. Bei stärkerer Entzündung im Dickdarm werden systemische Steroide, Immunsuppressiva und/oder TNF-alpha-Antikörper eingesetzt.

Befall des oberen Verdauungstraktes

Bei Patienten mit Befall der Speiseröhre oder des Magens werden je nach Schweregrad sogenannte Protonenpumpen-Inhibitoren in Kombination mit Steroiden, Immunsuppressiva und/oder TNF-alpha-Antikörpern eingesetzt.

Welche Therapieoptionen stehen im akuten Schub einer Colitis ulcerosa zur Verfügung?

Bei der C. ulcerosa wird im akuten Schub zwischen den verschiedenen Befallsmustern im Darm unterschieden:

- Bei einer Proktitis, also einer Entzündung des letzten Darmabschnittes, kommen zunächst lokal wirksame 5-Aminosalicylsäure (5-ASA)-Präparate zum Einsatz (Zäpfchen, Klysmen, Schaum). Zeigt dies alleine keine Wirkung, so werden zusätzlich 5-ASA-Präparate oral, d. h. als Tabletten oder Granulat, gegeben und lokal wirksame Steroide in Form von Einläufen oder Zäpfchen eingesetzt.

- Bei einer linksseitigen Colitis werden bei einem leichten bis mäßig schweren Schub ebenfalls 5-ASA-Präparate in Form von Einläufen oder Zäpfchen mit oralen 5-ASA-Präparaten kombiniert, bei schwereren Verläufen kommen auch systemisch wirksame Steroide zum Einsatz.
- Bei einem ausgedehnten Befall des gesamten Kolons werden ebenfalls lokale und oral gegebene 5-ASA-Präparate verabreicht, meist werden auch systemische Steroide gegeben.

Spricht der Patient nicht auf Steroide an oder bestehen Kontraindikationen, so können auch bei der C. ulcerosa mit Erfolg Immunsuppressiva und TNF-alpha-Antikörper eingesetzt werden. Alternativ stehen auch die Medikamente Ciclosporin oder Tacrolimus zur Verfügung. Schwere Krankheitsverläufe, d. h. Verläufe mit einer hohen Entzündungsaktivität, mehr als sechs blutigen Durchfällen pro Tag, Fieber und Anämie, sollten unbedingt stationär im Krankenhaus behandelt werden. In diesen Fällen sollte auch frühzeitig ein Chirurg hinzugezogen werden, da bei schweren Fällen auch eine operative Entfernung des Dickdarms die Therapie der Wahl sein kann.

Welche Patienten benötigen eine Langzeittherapie zum Erhalt der Remission?

Glücklicherweise lassen sich die meisten akuten Schübe gut behandeln und der Großteil der Patienten erreicht wieder einen stabilen gesundheitlichen Zustand mit wenig oder keinen Beschwerden. Dieser beschwerdefreie Zustand wird Remission genannt. Viele Patienten haben jedoch – berechtigterweise – Angst vor einem neuen Schub, einem Rezidiv, und möchten wissen, wie sich dieser entzündungsfreie Zustand möglichst lange erhalten lässt. Manche Patienten haben bereits kurz nach einer akuten Krankheitsphase wieder eine hohe entzündliche Aktivität und einen erneuten Schub, andere Patienten dagegen können über Zeiträume von 10–15 Jahren ohne Therapie in einer Remission leben.

M. Crohn

In Studien zeigt sich, dass Crohn-Patienten im ersten Jahr der Erkrankung ein Risiko zwischen 30 und 60 % haben, einen erneuten Schub zu erleiden. Leider gibt es bis heute immer noch keine absolut verlässlichen Parameter, mit denen sich für den einzelnen Patienten der weitere Krankheitsverlauf voraussagen lässt – und somit eben auch keine 100-prozentigen Anhaltspunkte dafür, welcher Patient eine medikamentöse Therapie zum Remissionserhalt benötigt. Eine generelle Empfehlung für eine dauerhafte medikamentöse Therapie kann daher nicht für alle Patienten ausgesprochen werden.

Wussten Sie schon?
Patienten mit häufigen Schüben und frühen Rezidiven zeigen häufiger einen komplizierten Krankheitsverlauf und profitieren ebenso wie Patienten mit Fisteln oder Stenosen von einer Langzeittherapie, da hierdurch Komplikationen reduziert werden können.

Allerdings scheinen Patienten mit häufigen Schüben und frühen Rezidiven (d. h. weniger als sechs Monate seit dem letzten akuten Schub) häufiger einen komplizierten Krankheitsverlauf zu haben. Diese Patienten profitieren ebenso wie Patienten mit Fisteln oder Stenosen von einer Langzeittherapie, da hierdurch Komplikationen reduziert werden können. Auch Patienten mit einem steroid-abhängigen oder steroid-refraktären Verlauf (s. S. 65) sollten eine langfristige Therapie zum Remissionserhalt bekommen. Zu den Medikamenten, die bei M. Crohn eine Remission aufrechterhalten können, gehören Immunsuppressiva und TNF-alpha-Antikörper. Steroide sind aufgrund ihrer Nebenwirkungen weder bei M. Crohn noch bei C. ulcerosa für eine Langzeittherapie geeignet.

C. ulcerosa

Auch bei der C. ulcerosa werden zum Remissionserhalt Immunsuppressiva und TNF-alpha-Antikörper eingesetzt. Bei Patienten mit C. ulcerosa, nicht aber bei Patienten mit Dünndarmbefall bei M. Crohn, können zudem 5-ASA-Präparate den Erhalt einer Remission begünstigen. Bei Patienten, die eine medikamentöse Therapie nicht vertragen oder bei denen es immer wieder zu Schüben oder einem chronisch aktiven Verlauf kommt, sollte auch eine operative Entfernung des Dickdarms mit einem erfahrenen Chirurgen diskutiert werden.

Medikamentöse Therapie

Wie wirken Steroide?

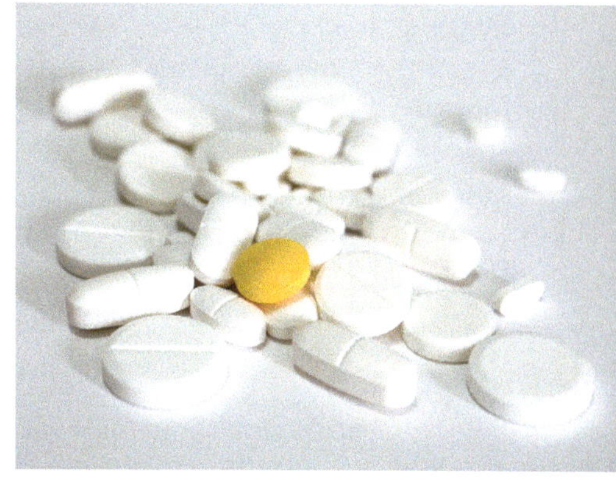

Mit den Begriffen „Kortison“, „Steroide“ oder „Glukokortikoide“ ist die Substanzklasse der Steroidhormone gemeint, die seit über 40 Jahren in der Therapie der chronisch entzündlichen Darmerkrankungen eingesetzt werden und unter den Wirkstoffnamen Prednisolon, Prednison oder Budesonid bekannt sind.

Glukokortikoide werden vom Körper selbst in der Nebennierenrinde gebildet und spielen im menschlichen Körper eine wichtige Rolle in der Regulation des Stoffwechsels, des Wasserhaushalts und des Kreislaufsystems. Zudem sind die Glukokortikoide stark entzündungshemmend und immunsuppressiv.

Künstlich hergestellte Glukokortikoide wie z. B. das Prednison zählen daher zu den stark wirksamen Medikamenten im akuten schweren Schub eines M. Crohn oder einer C. ulcerosa, die hoch dosiert innerhalb von nur wenigen Tagen ihre antientzündliche Wirkung entfalten.

Welche Langzeitnebenwirkungen sind durch Steroide zu befürchten?

Das Hauptproblem bei Steroiden sind deren Nebenwirkungen, die bei einer Einnahme über eine längere Zeit auftreten. Daher sollten Steroide nur zur Akuttherapie eines Schubs, nicht aber zur Langzeittherapie eingesetzt werden.

Zu den sichtbaren Nebenwirkungen gehören Gewichtszunahme, Vollmondgesicht, Hautprobleme wie Akne und „Schwangerschaftsstreifen“ an der Bauchhaut oder auch dünne Haut wie Papier.

Fakten

Patienten unter Steroiden brauchen:

- regelmäßige Kontrollen von Blutdruck und Blutzucker
- regelmäßige augenärztliche Kontrollen
- Osteoporose-Prophylaxe mit Kalzium und Vitamin D
- Messung der Knochendichte und ggf. medikamentöse Therapie

Noch schwerwiegender sind aber die nicht unmittelbar sichtbaren Nebenwirkungen wie die Entwicklung von Bluthochdruck und Diabetes, ein hohes Risiko für Osteoporose und daraus folgend Einbrüche des Knochens, Magengeschwüre, Hautprobleme, Wundheilungsstörungen oder auch Augenprobleme, wie Erhöhung des Augeninnendrucks oder eine Trübung der Augenlinse. Nicht zu vergessen sind auch psychische Probleme, die von allgemeiner Niedergeschlagenheit und Stimmungsschwankungen bis zur schweren Depression und psychotischen Zuständen reichen können.

Generell gilt also: Steroide nur im akuten Schub und so kurz wie möglich – und dabei Nebenwirkungen beachten, die nicht nur rechtzeitig erkannt, sondern, wenn möglich, auch durch präventive Maßnahmen vermieden werden sollten.

Unter „topischen oder lokal wirksamen Steroiden" versteht man Steroide, die direkt am Ort der Entzündung eingesetzt werden und wirken und daher möglichst wenig Nebenwirkungen im Körper verursachen sollen. In der Therapie der CED ist dies vor allem das Präparat Budesonid. Budesonid wird erst durch die saure Umgebung des Ileums (niedriger pH-Wert) aus seiner Umhüllung freigesetzt und wirkt daher lokal an der entzündeten Schleimhaut im letzten Teil des Dünndarms, dem terminalen Ileum. Dieses Präparat wird zwar oral eingenommen, aber zu 90 % relativ schnell in der Leber abgebaut, sodass nur ein geringer Wirkstoffanteil in den restlichen Organismus gelangt. Daher sind bei diesem Medikament wesentlich weniger Nebenwirkungen zu erwarten und damit ist auch ein Einsatz über einen längeren Zeitraum möglich. Das gleiche gilt auch für lokal eingesetzte Steroide in Form von Zäpfchen, Klysmen oder Rektalschäumen.

Warum muss man Steroide langsam ausschleichen?

Bei einer länger andauernden Einnahme von systemisch wirksamen Steroiden in höheren Dosen darf man diese nicht einfach von heute auf morgen absetzen. Dies liegt daran, dass auch der Körper selbst in der Nebennierenrinde das Steroidhormon Kortisol produziert. Diese körpereigene Substanz ist ein wichtiges Stresshormon, das der Körper z. B. bei Fieber, Infekten, Operationen oder bei einem Unfall vermehrt freisetzt, um diese Akutsituation gut meistern zu können. Wenn nun aber dem Körper von außen Steroide als Medikamente zugeführt werden, stellt die Nebennierenrinde die Produktion dieses Hormons ein. Setzt ein Patient nun abrupt seine Steroidtherapie ab, kann die Nebennierenrinde nicht schnell genug mit der eigenen Hormonproduktion beginnen und dem Körper fehlt dieses lebenswichtige Hormon. Dies kann zu schweren Kreislaufproblemen und Entgleisungen des Elektrolyt- und Wasserhaushalts führen. Daher ist es wichtig, die Steroiddosis über einen längeren Zeitraum kontinuierlich zu reduzieren, „auszuschleichen“, damit die Nebennierenrinde ihre körpereigene Hormonproduktion wieder hochfahren kann und im Körper kein Mangel entsteht.

Wussten Sie schon?
Steroide müssen zur Beendigung der Therapie langsam und schrittweise reduziert werden, da die körpereigene Kortisonproduktion durch die Nebennierenrinde erst wieder aktiviert werden muss.

Was versteht man unter den Begriffen Steroid-Resistenz und Steroid-Abhängigkeit?

Von einer Steroid-Resistenz oder auch steroid-refraktären Patienten spricht man, wenn ein CED-Patient auch durch hohe Dosen an Kortison nicht mehr in eine Remission gebracht werden kann und weiterhin im entzündlichen Schub verbleibt. Dies ist bei bis zu 30 % der Patienten mit CED der Fall. In diesen Fällen sind Medikamente wie Immunsuppressiva oder Biologika zu diskutieren, bei C.-ulcerosa-Patienten kommen auch operative Verfahren oder der Einsatz von Ciclosporin infrage.

Fakten
Steroide dürfen aufgrund ihrer Nebenwirkungen nur im akuten Schub, nicht aber in der Dauertherapie eingesetzt werden.

Unter einer Steroid-Abhängigkeit versteht man die Situation, dass ein CED-Patient unter dem Ausschleichen der Steroide immer wieder erneut entzündliche Darmprobleme bekommt, sobald er unter eine bestimmte tägliche Kortisondosis kommt, also z. B. immer wieder Bauchkrämpfe und Durchfall, sobald er weniger als 9 mg Kortison pro Tag einnimmt. Auch hier müssen alternative Therapieverfahren wie Immunsuppression oder Biologika besprochen werden, da eine Langzeittherapie mit Steroiden zu ernsthaften Nebenwirkungen führen kann.

Welche Rolle spielen die Aminosalicylate in der CED-Therapie?

Die Aminosalicylate enthalten als Wirkstoff die 5-Aminosalicylsäure (5-ASA), die durch die Hemmung von entzündlichen Botenstoffen (Arachidonsäuremetabolite, Prostaglandine und Leukotriene) vor Ort im Darm zu einer Abheilung der Schleimhautentzündung beitragen kann. Zu der Wirkstoffgruppe der Aminosalicylate gehören das Mesalazin (z. B. Claversal®, Salofalk®, Pentasa®), das Olsalazin (z. B. Dipentum®) sowie das Sulfasalazin (z. B. Azulfidine®). 5-ASA ist nicht säurefest und würde daher bei einer Einnahme in Form einer normalen Tablette durch den sauren Magensaft zerstört werden. Daher spielt bei dieser Wirkstoffklasse die Arzneiform, die sogenannte Galenik, eine wichtige Rolle. Mesalazin kann bei einer oralen Einnahme beispielsweise nur in einer magensäurefesten Verkapselung (Tabletten, Granulat, Mikropellets) den Darm erreichen und wird durch eine Ankoppelung des Wirkstoffes z. B. an Ethylcellulose oder Acrylharze je nach Präparat erst bei einem höheren pH-Wert im unteren Dünndarm oder Dickdarm freigesetzt. Der Wirkstoff Olsalazin, der bei der C. ulcerosa Verwendung findet, besteht aus zwei aneinandergekoppelten Molekülen Mesalazin, die erst im Dickdarm durch bakterielle Spaltung freigesetzt werden. Eine andere Möglichkeit ist die Verabreichung in Form von Zäpfchen (*Suppositorien*) oder Darmeinläufen (*Klysmen*) zur lokalen Therapie des Enddarms. Der Wirkeintritt der Aminosalicylate kann meist innerhalb von 10 Tagen erwartet werden.

Bei Patienten mit C. ulcerosa zählen 5-Aminosalicylate laut den Leitlinien zur Standardmedikation in der Behandlung leichter bis mittelschwerer akuter Schübe. Welches Medikament aus dieser Wirkstoffgruppe verwendet wird, hängt vom Ort des Befalls ab. Meist wird im akuten Schub mit einer Dosis zwischen 3–4,8 g Mesalazin täglich therapiert. Zur Erhaltungstherapie bei der C. ulcerosa wird dauerhaft mit 1–2 g pro Tag behandelt. 5-ASA scheint zudem eine wirksame Substanz für die Vorbeugung des kolorektalen Karzinoms (*Darmkrebs*) zu sein und sollte bei C. ulcerosa daher langfristig eingenommen werden.

Im Gegensatz dazu gelten 5-ASA-Präparate beim M. Crohn aufgrund der Studienlage nicht als Mittel der ersten Wahl. So konnte bislang nicht gezeigt werden, dass die Einnahme von 5-ASA in der Remission das Wiederauftreten eines neuen Schubs hinauszögern kann oder in einem akuten Schub Wirkung zeigt. Die Ausnahme sind Crohn-Patienten mit einem ausgeprägten Dickdarmbefall – hier können 5-ASA-Präparate ähnliche positive Wirkung wie bei der C. ulcerosa zeigen.

Welche Nebenwirkungen haben die Aminosalicylate?

Generell werden die Aminosalicylate gut vertragen und die Langzeitsicherheit wird als gut erachtet. Zu den beobachteten Nebenwirkungen gehören Übelkeit und Erbrechen, Hautreaktionen, Störungen der Blutbildung, Haarausfall, eine Entzündung der Bauchspeicheldrüse oder eine Verschlechterung der Nierenwerte. Männer mit Kinderwunsch müssen darüber informiert werden, dass die Einnahme von Aminosalicylaten zu einer Verminderung der Spermienzahl führen kann.

Welche Rolle spielen Antibiotika?

Antibiotika sind Arzneistoffe zur Behandlung von bakteriellen Infektionskrankheiten. Bei CED-Patienten werden sie nicht standardmäßig eingesetzt. Sie finden Anwendung bei der Behandlung einer Fistel oder eines Abzesses oder ergänzend bei der Therapie eines akuten Schubs. Am häufigsten kommen dabei die Präparate Metronidazol und Ciprofloxacin zum Einsatz.

Was versteht man unter einer immunsuppressiven Therapie bei CED?

Unter dem Begriff „Immunsuppressiva" fasst man Arzneimittel zusammen, die zur Unterdrückung (*Suppression*) der körpereigenen Immunreaktion angewendet werden. Diese Medikamente werden in der Medizin oftmals nach einer Organtransplantation eingesetzt, damit das körpereigene Immunsystem das neue Organ nicht durch eine Entzündungsreaktion abstößt.

Auch bei chronisch entzündlichen Erkrankungen wie CED, Rheuma oder einer Autoimmunhepatitis kann es eine effektive Therapiestrategie sein, die chronische Entzündungsreaktion durch den Einsatz von immunsuppressiven Medikamenten zu unterdrücken. Die beiden am häufigsten eingesetzten immunsuppressiven Medikamente bei M. Crohn und C. ulcerosa sind das Azathioprin, das vor allem in Europa eingesetzt wird, und das 6-Mercaptopurin, das vor allem in den USA verwendet wird. Beide Medikamente haben den gleichen Wirkmechanismus und gehören zur Substanzklasse der sogenannten Thiopurine. Thiopurine hemmen die Vermehrung der Immunzellen, vor allem der T-Zellen und B-Zellen, indem sie die Synthese der DNA und RNA blockieren, also des für die Zellteilung erforderlichen genetischen Informationsmaterials. Dies hat zur Folge, dass insbesondere die Anzahl der weißen Blutkörperchen (*Leukozyten*) bei den behandelten Patienten zurückgeht. Dieser für die Unterdrückung der chronischen Entzündung gewünschte Effekt hat aber auch zur Folge, dass das Immunsystem bakterielle oder virale Infekte nicht mehr so gut bekämpfen kann und der Körper unter einer immunsuppressiven Therapie anfälliger für Infektionskrankheiten ist. Azathioprin und 6-Mercaptopurin werden im Körper über ein spezielles Enzym, die Thiopurin-Methyltransferase (TPMT), abgebaut und über die Nieren ausgeschieden.

Fakten

Immunsuppressive Medikamente unterdrücken das körpereigene Immunsystem und reduzieren die Anzahl der weißen Blutkörperchen.

Immunsuppressive Medikamente werden als Langzeittherapie bei CED eingesetzt; hierzu gehören Azathioprin, 6-Mercaptopurin und Methotrexat.

Thiopurine werden gewichtsabhängig dosiert und in Tablettenform täglich eingenommen – bei CED wird für Azathioprin eine Dosis von

1,5–2,5 mg pro kg Körpergewicht (KG) täglich empfohlen, für 6-Mercaptopurin liegt die empfohlene Dosis bei 0,75–1,5 mg pro kg KG. Zu beachten ist, dass die Wirkung von Azathioprin und 6-Mercaptopurin erst nach ca. 2–3 Monaten einsetzt. Daher eignen sich diese Medikamente weniger als Akutmedikamente im entzündlichen Schub, sondern werden meist zur Erhaltung einer Remission als Langzeittherapie eingesetzt. Meist werden diese Medikamente über einen Zeitraum von mindestens vier Jahren gegeben.

Wussten Sie schon?
Patienten unter Therapie mit Azathioprin und 6-Mercaptopurin haben eine erhöhte Empfindlichkeit gegen UV-Licht: Ein ausreichender Sonnenschutz (Faktor 50) sowie das Vermeiden von starker Sonnenexposition sind daher wichtig. Zudem werden regelmäßige Kontrollen durch den Hautarzt empfohlen.

Zu den häufigsten akut auftretenden Nebenwirkungen der Thiopurine gehören allgemeine Übelkeit und Erbrechen (bis zu 10 % der Patienten), Appetitverlust, Haarausfall und Hautausschläge, Veränderungen des Blutbildes, insbesondere eine zu starke Verminderung der weißen Blutkörperchen (*Leukopenie*), Erhöhung der Leberwerte, Überempfindlichkeitsreaktionen und die Entwicklung einer Bauchspeicheldrüsenentzündung (*Pankreatitis*). Hierbei leiden die Patienten akut unter heftigsten Bauchschmerzen, die jedoch nichts mit der CED zu tun haben – daher sollte umgehend ein Arzt aufgesucht werden. Aufgrund der Nebenwirkungen sind regelmäßige Laborkontrollen dringend nötig, vor allem zu Beginn der Therapie. Zudem besteht unter einer Thiopurin-Therapie eine deutlich erhöhte Empfindlichkeit gegenüber UV-Strahlung – daher ist es unbedingt zu empfehlen, eine direkte Sonneneinstrahlung zu vermeiden sowie für einen ausreichenden Hautschutz zu sorgen.

Ein weiteres immunsuppressives Medikament ist das Methotrexat, das zu den wichtigsten Basismedikamenten in der Behandlung von rheumatischen Erkrankungen gehört und manchmal auch bei CED-Patienten eingesetzt wird. Methotrexat ist eine chemische Verbindung, die eine sehr große strukturelle Ähnlichkeit mit der Folsäure aufweist und daher alle Stoffwechselschritte im Körper blockiert, an denen Folsäure beteiligt ist – z. B. stört es die Produktion von Thymin, einem wesentlichem Bestandteil der DNA. Dies hat zur Folge, dass weniger weiße Blutkörperchen gebildet werden. Methotrexat wird einmal pro Woche entweder als Tablette oder als Spritze gegeben, der

Wirkeintritt ist nach einer etwa 8-wöchigen Behandlung zu erwarten. Damit es besser vertragen wird, kann am Tag nach der Methotrexat-Gabe eine Tablette Folsäure gegeben werden. Auch bei dieser Behandlung sind regelmäßige Laborkontrollen erforderlich. Zu den häufigsten Nebenwirkungen gehören Übelkeit und Erbrechen, eine Erhöhung der Leberwerte, Entzündungen der Mundschleimhaut sowie bakterielle und virale Infektionen. Wichtig ist: Methotrexat kann das Erbgut nachhaltig schädigen – eine Schwangerschaft während der Behandlung und bis sechs Monate nach Absetzen des Medikaments muss daher unbedingt vermieden werden. Aufgrund der Nebenwirkungen und der erbgutschädlichen Wirkung wird Methotrexat gerade bei jungen Patientinnen eher zurückhaltend eingesetzt.

Besteht bei der Langzeittherapie mit Immunsuppressiva ein erhöhtes Krebsrisiko?

Da immunsuppressive Medikamente wie Azathioprin bei CED-Patienten über einen recht langen Zeitraum eingenommen werden, bestehen bei vielen Patienten Befürchtungen, wie sicher diese Medikamente langfristig sind und ob es dadurch vermehrt zu Krebs kommen kann. Die Dosierungen der Thiopurine sind bei M. Crohn und C. ulcerosa jedoch deutlich niedriger als die in der Organtransplantation verwendeten Dosierungen, unter denen in der Tat eine erhöhte Rate an Hauttumoren und Lymphomen beobachtet wurde. Die Daten dazu bei chronisch entzündlichen Darmerkrankungen umfassen derzeit etwa eine Beobachtungsdauer von 30 Jahren. Hierbei zeigt sich, dass das allgemeine Risiko für Lymphome leicht erhöht ist, insbesondere bei älteren Patienten, bei Patienten mit einer langen Erkrankungsdauer mit hoher entzündlicher Aktivität und bei Patienten, die Thiopurine über einen langen Zeitraum eingenommen haben. Die Interpretation dieser Informationen muss jedoch kritisch erfolgen, da CED-Patienten mit einer langen Erkrankungsdauer und einer hohen Entzündungsaktivität auch ohne medikamentöse Therapie ein leicht erhöhtes Risiko für Lymphome haben. Neuere Studien zeigen zudem, dass bei Patienten unter einer Langzeittherapie vermehrt Hautveränderungen auftreten können.

Was muss ich bei einer immunsuppressiven Therapie beachten?

Patienten, die eine immunsuppressive Therapie benötigen, sollten vor Beginn einer solchen Behandlung das Thema Impfungen mit ihrem behandelnden Arzt besprechen, da unter einer immunsuppressiven Therapie keine Impfung mit Lebendimpfstoffen erfolgen darf (S. 112 ff.). Gerade zu Beginn der medikamentösen Behandlung ist die regelmäßige Kontrolle der Laborwerte wichtig, da Nebenwirkungen an Organsystemen wie Leber, Nieren, Bauchspeicheldrüse oder Knochenmark häufig zu Beginn der Therapie auftreten. Patienten unter Azathioprin/6-Mercaptopurin sollten auf den Schutz vor UV-Strahlung achten, d. h. die direkte Sonne meiden und Sonnenschutzprodukte auftragen. Regelmäßige Kontrolluntersuchungen beim Hautarzt gehören hier ebenso dazu. Unter einer Langzeittherapie sollten die Vorsorgeuntersuchungen zur Früherkennung von Krebs entsprechend der Empfehlungen wahrgenommen werden.

Wussten Sie schon?

Patienten unter einer immunsuppressiven Therapie dürfen keine Lebendimpfungen erhalten.

Wie lange dauert eine immunsuppressive Therapie bei CED?

Eine immunsuppressive Therapie bei M. Crohn oder C. ulcerosa ist allgemein als Langzeittherapie ausgelegt. Aufgrund der derzeitigen Studienlage geht man davon aus, dass eine solche Therapie über einen Zeitraum von mindestens vier Jahren erfolgen sollte. Danach kann, je nach Krankheitszustand des Patienten und dem Befund der Darmspiegelung, ein sogenannter Auslassversuch, d. h. das Absetzen des immunsuppressiven Medikaments, diskutiert werden. Kommt es zu Nebenwirkungen der Therapie oder Änderung der Lebensumstände (z. B. Schwangerschaft), so müssen die Vor- und Nachteile der Therapie im Einzelfall individuell mit dem Patienten abgewogen werden.

Was versteht man unter Biologics?

Fakten

TNF-alpha-Antikörper sind biotechnologisch hergestellte Eiweiße (Biologics), die gezielt den Botenstoff Tumor-Nekrose-Faktor-alpha (TNF-alpha) im Körper blockieren und damit die Entzündungsreaktion unterbrechen.

Biologics, auch Biologicals oder Biologika genannt, sind biotechnologisch hergestellte Eiweiße, die körpereigenen Substanzen sehr ähnlich sind. Das Ziel in der Anwendung von Biologics ist es, durch die große Ähnlichkeit verschiedene Regulationsmechanismen unseres Körpers gezielt zu beeinflussen. Das bekannteste Beispiel für Biologics in der Behandlung von Patienten mit rheumatischen Erkrankungen, Schuppenflechte (*Psoriasis*) oder den chronisch entzündlichen Darmerkrankungen M. Crohn und C. ulcerosa sind die biotechnologisch hergestellten TNF-alpha-Antikörper.

Antikörper sind ein Bestandteil unseres Immunsystems – sie werden von speziellen Immunzellen (vor allem den B-Lymphozyten) gebildet, um in den Körper eindringende Fremdstoffe zu neutralisieren. Solche Antikörper lassen sich auch künstlich herstellen – sie werden gezielt auf die Erkennung eines Merkmals hin produziert, z. B. um einen entzündlichen Botenstoff wie das TNF-alpha zu neutralisieren. Solche künstlich hergestellten „baugleichen" Antikörper nennt man „monoklonale" Antikörper, da sie im Labor immer von einem Klon gleicher Zellen produziert werden.

Da diese künstlich hergestellten Antikörper aus Eiweiß bestehen und daher im Magen-Darm-Trakt des Menschen zerstört werden, können die derzeit zugelassenen Biologics nicht in Tablettenform verabreicht werden. Sie werden daher über eine Infusion direkt in das Blutsystem gegeben oder durch eine Spritze unter die Haut verabreicht, eine sogenannte subkutane Injektion.

Wie wirken TNF-alpha-Antikörper?

Der menschliche Organismus produziert eine Vielzahl entzündungsfördernder Botenstoffe, die sogenannten Zytokine. Ein sehr wichtiges Zytokin ist das TNF-alpha (Tumor-Nekrose-Faktor-alpha), das bei der immunologischen Abwehrreaktion des Körpers eine wichtige Rolle einnimmt. Möchte der Körper sich gegen Bakterien, Viren oder fremde Antigene wehren, so setzt das Immunsystem eine entzündliche Abwehrreaktion in Gang, bei der durch Ausschüttung von Zytokinen wichtige Zellen des Immunsystems wie die B- und T-Zellen, die Granulozyten und Makrophagen herbeigerufen und aktiviert werden. Diese Zellen haben einen Rezeptor für den Botenstoff TNF-alpha, der so an die Zellen andocken und diese aktivieren kann. Bei einer akuten Entzündung durch Bakterien beispielsweise hat diese Aktivierung der Entzündungsreaktion die wirksame Bekämpfung der Krankheitserreger durch das körpereigene Immunsystem zur Folge – sind die Bakterien erfolgreich bekämpft, wird auch die Zytokinproduktion wieder reduziert.

Bei einer chronischen Entzündung wie z. B. bei rheumatischen Erkrankungen, chronisch entzündlichen Darmerkrankungen oder auch Schuppenflechte der Haut (*Psoriasis*) ist diese Regulation jedoch gestört: Hier kommt TNF-alpha dauerhaft in hohen Mengen vor und erhält die Entzündungsreaktion des Immunsystems aufrecht. Diese Entzündung führt schließlich dazu, dass körpereigenes Gewebe geschädigt wird, also der Darms bei CED, die Gelenke bei Rheuma oder die Haut bei Psoriasis.

Um diesen immunologischen Prozess zu unterbrechen, wurden daher Antikörper entwickelt, die gegen den Botenstoff TNF-alpha gerichtet sind und dessen Wirkung stoppen sollen – die TNF-alpha-Antikörper. Dabei wird ein monoklonaler Antikörper gentechnisch hergestellt – dieser Antikörper ist so spezifisch, dass er ausschließlich auf das Zytokin TNF-alpha passt und sich an dieses bindet. Dadurch wird das körpereigene TNF-alpha in seiner Struktur so verändert, dass es nicht mehr an die normalen TNF-alpha-Rezeptoren auf den Zellen andocken kann. Folglich wird die Aktivierung der Immunzellen durch TNF-alpha unterbunden und die weitere Entzündungsreaktion gestoppt. TNF-alpha-Antikörper heilen also nicht die Ursache der CED, sondern unterbrechen die Entzündungsreaktion des Körpers, um weitere Schäden am Darm zu vermeiden. Bei einer frühzeitigen Behandlung mit TNF-alpha-Antikörpern kommt es bei einem Großteil der Patienten zu einer Abheilung der endoskopisch nachweisbaren entzündlichen

Wussten Sie schon?
Unter dem Begriff „mucosal healing" versteht man die komplette Abheilung der entzündeten Schleimhaut im Darm – dies ist für den weiteren Verlauf der Erkrankung ein günstiges Zeichen.

Schleimhautläsionen im Darm – dies wird in der Fachsprache als „mucosal healing" bezeichnet und gilt als prognostisch günstiger Faktor für den weiteren Verlauf der Erkrankung.

Diese für die Entzündung des Darmes positive Wirkung schwächt aber gleichzeitig auch die körpereigene Abwehr gegen Infektionen, da die Immunzellen nicht mehr so effektiv aktiviert werden können. Daher ist unter einer Therapie mit TNF-alpha-Antikörpern das Risiko für eine Infektion mit Bakterien oder Viren erhöht.

Derzeit sind für die Therapie des M. Crohn und der C. ulcerosa in Deutschland die TNF-alpha-Antikörper Infliximab (Handelsname: Remicade®) und Adalimumab (Handelsname: Humira®) zugelassen. Ein weiterer TNF-alpha-Antikörper mit dem Namen Certolizumab-PEGol (Handelsname: Cimzia®) ist bislang nur in den USA und in der Schweiz zugelassen, eine Zulassung durch die EU-Behörden steht bislang noch aus. In Einzelfällen kann der Antikörper jedoch auch in Deutschland eingesetzt werden. Ebenfalls noch nicht zugelassen ist der TNF-alpha-Antikörper Golimumab, der ähnlich wie das Adalimumab unter die Haut gespritzt wird und dessen Wirksamkeit derzeit in Studien bei Patienten mit C. ulcerosa untersucht wird.

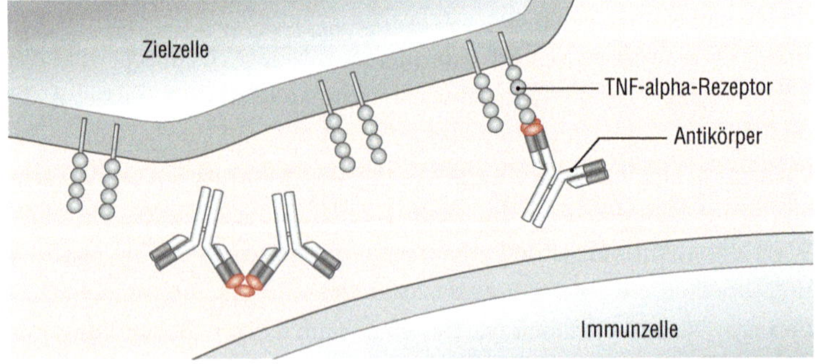

Wirkmechanismus der TNF-alpha-Antikörper durch Blockade des entzündlichen Zytokins TNF-alpha.

Was ist der Unterschied zwischen Infliximab (Remicade®) und Adalimumab (Humira®)?

Die TNF-alpha-Antikörper Infliximab und Adalimumab sind beide zur Behandlung des M. Crohn und der C. ulcerosa zugelassen. Ihr Wirkprinzip – die Blockierung des körpereigenen TNF-alpha und die Unterbrechung der Entzündungsreaktion – ist identisch; folglich sind auch die Häufigkeit und Art der Nebenwirkungen vergleichbar. Als Biologics gehören sowohl Infliximab als auch Adalimumab zu den teuersten Medikamenten der CED-Therapie: Die Einmaldosis Adalimumab 40 mg alle 2 Wochen kostet in Deutschland etwa 900 Euro, eine Infusion Infliximab alle 8 Wochen wird je nach Körpergewicht mit 1600–2400 Euro veranschlagt.

Fakten

Zur Therapie des M. Crohn und der C. ulcerosa sind in Deutschland derzeit die TNF-alpha-Antikörper Infliximab (Remicade®) und Adalimumab (Humira®) zugelassen.

Infliximab und Adalimumab unterscheiden sich jedoch in ihrem chemischen Aufbau und in der Art der Anwendung:

Infliximab ist ein zu 75 % humaner Antikörper, d. h. er enthält zu 25 % auch tierische Eiweißstrukturen (Maus) und wird daher als chimärer Antikörper bezeichnet. Bei Patienten, die eine Unverträglichkeit gegen solche tierischen Eiweiße haben, kann es unter Umständen zu allergischen Reaktionen kommen.

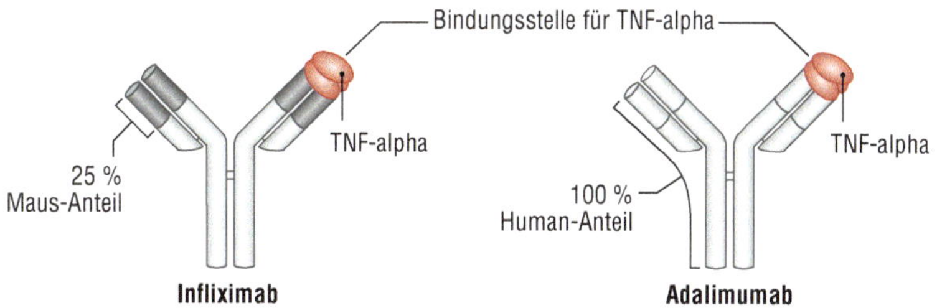

Struktur der derzeit für die Therapie der CED zugelassenen TNF-alpha-Antikörper Infliximab und Adalimumab.

Adalimumab ist in seiner Struktur identisch mit bestimmten Eiweißstoffen, die auch im menschlichen Körper vorkommen, und wird daher als vollständig humaner Antikörper bezeichnet.

Infliximab wird in einer Dosis zwischen 3 und 5 mg/kg Körpergewicht als Infusion über ca. zwei Stunden in die Vene gegeben. Zur Therapie eines akuten Schubs werden drei Infusionen jeweils in Woche 0, 2 und 6 verabreicht, und in der Langzeittherapie alle acht Wochen wiederholt. In Einzelfällen kann eine Erhöhung der Dosis oder eine Verkürzung der Zeitintervalle (z. B. nur sechs statt acht Wochen Abstand) zwischen den Infusionen notwendig sein. Die Infusionen werden meist ambulant in einer Klinik oder einer Praxis verabreicht. Der Wirkeintritt ist rasch, die meisten Patienten bemerken nach zwei bis drei Tagen eine deutliche Besserung ihrer Symptome. Bei Patienten, die auf Infliximab allergisch reagieren oder bei denen die Therapie ihre Wirkung verliert, kann versucht werden, auf den Wirkstoff Adalimumab umzustellen. Infliximab ist seit 1999 in Deutschland für die Therapie des M. Crohn und seit 2007 für die Behandlung der C. ulcerosa zugelassen.

Adalimumab ist seit 2007 für die Behandlung des M. Crohn und seit 2012 für die Behandlung der C. ulcerosa zugelassen und wird als subkutane Injektion alle zwei Wochen unter die Haut gespritzt. Dies kann nach einer Anleitung durch einen Arzt später auch vom Patienten selbst zuhause durchgeführt werden. Die subkutane Injektion ist insbesondere für Patienten praktisch, die beruflich oder familiär stark eingespannt sind und die Zeit für eine Infusion über die Vene nur schwer aufbringen können. Teilweise kann es zu Hautreaktionen an der Einstichstelle kommen. Wichtig ist, dass Adalimumab kühl gelagert werden muss, z. B. auf Reisen.

Wann werden TNF-alpha-Antikörper bei CED-Patienten eingesetzt?

In Deutschland besteht derzeit für Infliximab und Adalimumab bei Erwachsenen die Zulassung zur Therapie von Patienten mit mittelschwerem bis schwergradig aktivem M. Crohn, die trotz einer Therapie mit Steroiden und/oder immunsuppressiven Medikamenten kein ausreichendes Ansprechen auf die Therapie gezeigt haben. Infliximab ist in Deutschland auch für Patienten mit Fistelbildung sowie zur Crohn-Therapie bei Kindern zugelassen. Zugleich besteht für Infliximab und Adalimumab auch die Zulassung zur Behandlung der mittelschweren und schwergradig aktiven C. ulcerosa, die auf eine Steroidtherapie und/oder Immunsuppression nicht anspricht.

Eine Therapie mit TNF-alpha-Antikörpern wird gemäß den aktuellen Leitlinien auch für alle CED-Patienten empfohlen, die eine Unverträglichkeit oder Kontraindikationen für Steroide und/oder immunsuppressive Medikamente haben – z. B. für Patienten, die unter Steroiden bereits eine schwere Osteoporose oder einen Diabetes entwickelt haben oder Patienten, die unter Azathioprin bereits eine schwere Bauchspeicheldrüsenentzündung hatten.

Nicht eingesetzt werden dürfen TNF-alpha-Antikörper bei Patienten mit schweren Infektionen oder Abszessen, bei schwerer Herzinsuffizienz, bei bestimmten neurologischen Erkrankungen oder einer Überempfindlichkeit gegenüber den Wirkstoffen.

Welche Nebenwirkungen haben TNF-alpha-Antikörper?

Bei jeder medikamentösen Behandlung können unerwünschte Nebenwirkungen auftreten, dies gilt auch für die Therapie mit den TNF-alpha-Antikörpern Infliximab und Adalimumab. Daher ist es wichtig, vor Beginn der Therapie Vor- und Nachteile dieser Therapie mit Ihrem behandelnden Arzt zu diskutieren und gegenüber alternativen Therapieformen wie z. B. Operation oder immunsuppressive Medikamente abzuwägen.

Fakten
TNF-alpha-Antikörper setzen die körpereigene Abwehr herab – daher kann es beispielsweise zur Reaktivierung einer Tuberkulose kommen. Jeder Patient benötigt daher vor Beginn der Therapie ein Screening auf eine aktive oder latente Tuberkulose.

Aufgrund der Blockade des Botenstoffes TNF-alpha ist die Immunabwehr des Körpers eingeschränkt und es kann zu bakteriellen oder viralen Infektionen kommen. Insbesondere ist bei Personen, die früher – bemerkt oder unbemerkt – bereits Kontakt zu Tuberkulose-Erregern hatten, das Risiko für eine Reaktivierung der Tuberkulose erhöht. Bei einer normalen Funktion des Immunsystems werden die Tuberkelbakterien im Körper „in Schach" gehalten. Kommt es allerdings unter TNF-alpha-Antikörper-Gabe zu einer Unterdrückung dieser immunologischen Kontrolle, so kann die Tuberkulose-Infektion erneut ausbrechen und zu schweren, z. T. tödlichen Krankheitsverläufen führen. Daher wird vor Beginn einer Therapie jeder Patient durch Screening-Verfahren auf das Vorliegen einer früheren unbemerkten sogenannte latenten Tuberkulose-Infektion hin untersucht.

Infliximab stellt durch seine chemische Struktur zudem ein Fremdeiweiß für den menschlichen Organismus dar. Deshalb sind bei dieser Therapie auch allergische Reaktionen möglich, die sich durch Juckreiz, Hautausschläge und Schwellungen, Atemnot, Schwindel oder Herzprobleme während oder nach der Infusion bemerkbar machen können. In diesen Fällen sind antiallergische Medikamente oder eine Umstellung auf Adalimumab nötig. Selten kann es unter der Behandlung mit TNF-alpha-Antikörpern zu Symptomen kommen (vorübergehende Haut- und Gelenkentzündungen), die der Autoimmunkrankheit Lupus erythematodes ähneln (Infusionsreaktionen/ Lupus-like Syndrom). In sehr seltenen Fällen – meist unter der gleichzeitigen Einnahme von Steroiden und Immunsuppressiva – kann es zum Auftreten von bösartigen Neubildungen des Lymphsystems (*Lymphome*) kommen. In den derzeit verfügbaren Daten ist dieses Risiko aber nicht höher als dasjenige unter einer Langzeittherapie mit Azathioprin/6-Mercaptopurin.

Was ist vor und während einer Therapie mit TNF-alpha-Antikörpern zu beachten?

Vor dem Beginn einer Therapie mit TNF-alpha-Antikörpern sind einige Vorsorgemaßnahmen zu Ihrer Sicherheit notwendig:

- Vor Beginn einer Therapie sollte ein ausführliches Beratungs- und Aufklärungsgespräch erfolgen, in dem Kontraindikationen für eine Therapie mit TNF-alpha-Antikörpern ausgeschlossen werden.
- Generell sollte vor Beginn einer Therapie ausgeschlossen werden, dass eine akute bakterielle oder virale Infektion vorliegt. Teilen Sie

Ihrem behandelnden Arzt also unbedingt mit, wenn Sie Symptome wie Fieber, Husten, Hautausschläge oder Ähnliches bemerken. Auch sollte, bei entsprechendem Verdacht, ein Abszess im Bauchraum mittels bildgebender Verfahren ausgeschlossen werden.

Wussten Sie schon?
Vor Beginn einer Therapie mit TNF-alpha-Antikörpern sollte der Impfstatus überprüft werden, da während dieser Therapie keine Lebendimpfungen gegeben werden dürfen.

- Um das Risiko einer Tuberkulose-Infektion (Tbc) zu minimieren, muss jeder Patient hinsichtlich einer aktiven oder latenten Tbc untersucht werden. Die Fachgesellschaften empfehlen ein Screening mittels einer Röntgenaufnahme der Lunge und einem immunologischen Testverfahren durch eine Blutuntersuchung (Lymphozyten-Stimulationstest, z. B. QuantiFERON®-Test). Eine alleinige Durchführung eines Hauttestes auf Tuberkulose kann in Einzelfällen falsche Ergebnisse erbringen, da der Hauttest durch immunsuppressive Medikamente oder eine frühere Impfung beeinflusst wird. Patienten, bei denen sich Hinweise auf eine latente Tuberkulose finden, sollten vor Beginn der Antikörpertherapie eine medikamentöse Prophylaxe erhalten, z. B. Isoniazid für neun Monate.
- Empfohlen wird ebenso ein Screening auf das Vorliegen einer Hepatitis B oder C sowie das Vorliegen einer HIV-Infektion.
- Generell sollten Sie alle Ärzte, die Sie behandeln, z. B. auch Ihren Zahnarzt, über die Therapie mit TNF-alpha-Antikörpern informieren, insbesondere wenn operative Eingriffe geplant sind. Vor Beginn der Behandlung sollte zudem der Impfstatus überprüft werden, da während der Therapie keine Impfung mit Lebendimpfstoffen erfolgen sollte (siehe Kapitel Impfungen).

Tuberkulose-Screening vor Beginn einer TNF-alpha-Antikörper-Therapie:

- ausführliche Anamnese und Untersuchung
- Röntgenbild der Lunge
- Laboruntersuchung des Blutes mit Lymphozyten-Stimulationstest
- bei latenter Tuberkulose: medikamentöse Behandlung mit Isoniazid über 9 Monate

Welche Möglichkeiten der Schmerztherapie gibt es bei CED?

Zu einem vollständigen Therapiekonzept bei CED gehört auch die Schmerztherapie. Schmerzen können bei Patienten mit M. Crohn und C. ulcerosa verschiedene Ursachen haben – so kann die starke Entzündung der Darmschleimhaut Schmerzen hervorrufen, aber auch Engstellen (*Stenosen*), Abszesse oder Fisteln können eine Ursache der Beschwerden sein. Manchmal können aber auch Unverträglichkeiten von Nahrungsmitteln (z. B. Milchzucker) zu schmerzhaften Bauchkrämpfen führen. Wichtig ist also, die Ursache der Schmerzen zu verstehen, um dann die geeignete Behandlung zu finden. Oftmals führt eine effektive Therapie der Entzündung auch zu einer deutlichen Besserung der Schmerzen, in anderen Fällen kann eine Umstellung der Ernährung oder die Unterstützung durch komplementärmedizinische Verfahren helfen.

Unter der Vielzahl von Schmerzmedikamenten sind nicht alle für CED-Patienten geeignet. So können beispielsweise Medikamente wie Aspirin, Ibuprofen oder Diclofenac bei CED-Patienten einen Schub auslösen und sollten daher eher vermieden werden. Andere Substanzen wie z. B. das Paracetamol können bei zu häufiger Einnahme die Leber schädigen. Bei akuten Schmerzzuständen werden bei CED-Patienten daher andere Wirkstoffe wie z. B. Metamizol bevorzugt.

Operative Therapie

Wann ist bei Patienten mit M. Crohn eine Operation sinnvoll?

Die Erkrankung M. Crohn ist durch eine Operation nicht heilbar. Patienten mit M. Crohn werden meist nur dann operiert, wenn es durch die chronische Darmentzündung zu Komplikationen gekommen ist. In diesen Fällen kann eine Operation zu einer wesentlichen Verbesserung des Gesundheitszustandes und der Lebensqualität führen. Dazu gehören:

- eine narbige Engstelle (*Stenose*) des Darms; hierdurch wird die Stuhlpassage durch den Darm behindert, es kann zu akuten Darmverschlüssen, Durchbrüchen oder zur Bildung von Fistelgängen kommen; bei kleineren Engstellen kann endoskopisch eine Aufdehnung mittels Ballon (*Ballondilatation*) versucht werden – ist dies nicht mehr möglich, so wird möglichst darmschonend das verengte Stück operativ entfernt (*Strikturoplastik*); bei langstreckigen Stenosen wird der betroffene Darmabschnitt operativ entfernt;
- ein akuter Darmverschluss (*Ileus*), der meist eine Folge von Stenosen ist;
- ein Darmdurchbruch (*Perforation*);
- schwere, nicht endoskopisch beherrschbare Darmblutungen;
- Eiteransammlungen (*Abszess*) im Bauchraum: diese müssen operativ oder mittels Drainage behandelt werden;
- die Bildung von Fisteln, die auf keine medikamentöse Therapie ansprechen oder zu starken Beschwerden führen. Die operativen Therapieverfahren reichen hier vom Ableiten mittels Drainagen über Exzisionen (*Ausschneiden*) und Verschluss von Fisteln bis hin zu komplexen Operationen in der Bauchhöhle und im Bereich des Afters;
- eine schwere Mitbeteiligung des Dickdarms ohne Ansprechen auf Medikamente, das die (meist vorübergehende) Anlage eines künstlichen Darmausganges (*Stoma*) notwendig macht;
- der Verdacht auf bösartige Neubildungen im Darm.

Der menschliche Körper kann prinzipiell ohne einen Dickdarm zurechtkommen – nicht jedoch ohne einen Dünndarm. Schon bei einer teilweisen Entfernung von Dünndarmabschnitten kann es zu erheblichen Komplikationen in der Verdauung und beim Stoffwechsel kommen (*Kurzdarmsyndrom*). Deshalb werden bei der chirurgischen Behandlung des Morbus Crohn darmschonende Operationsverfahren angestrebt, d. h. es sollte möglichst wenig Darm entfernt werden.

Wann ist bei Patienten mit C. ulcerosa eine Operation sinnvoll?

Im Unterschied zum M. Crohn ist die C. ulcerosa durch eine Operation theoretisch heilbar. Daher müssen bei Patienten mit C. ulcerosa Nutzen und Risiken einer medikamentösen Therapie – insbesondere einer Langzeittherapie – immer der Möglichkeit einer chirurgischen Therapie gegenübergestellt werden. Für viele Patienten mit einer C. ulcerosa, die unter Nebenwirkungen der medikamentösen Therapie leiden, bedeutet die Entscheidung für eine operative Entfernung des Dickdarmes einen sehr hohen Gewinn an Lebensqualität.

Grundsätzlich sollte eine Operation bei folgenden Situationen erwogen werden:

- bei einem schweren akuten Schub, der nicht auf eine medikamentöse Therapie anspricht und der den Allgemeinzustand des Patienten gefährdet,
- bei ständig rezidivierenden Schüben mit einer hohen Entzündungsaktivität, die sich nicht durch eine Therapie mit immunsuppressiven Medikamenten oder Biologika bessern lässt,
- bei Nebenwirkungen der medikamentösen Therapie,
- bei schweren Darmblutungen, die endoskopisch nicht beherrschbar sind,
- bei bösartigen Veränderungen der Dickdarmschleimhaut.

Die chirurgische Entfernung des Dickdarms ist eine komplexe Operation, die wie alle operativen Eingriffe am Darm mit einem Risiko für Infektionen, Nahtbrüche oder Verengungen der Darmschlingen verbunden sein kann.

Eine Entfernung des Dickdarms (*Proktokolektomie*) kann entweder mit der Anlage eines künstlichen Darmausganges (*Stoma*) oder eines Pouches (mehr dazu bei der nächsten Frage) erfolgen. Die Standardoperation bei der C. ulcerosa ist die sogenannte restaurative Proktokolektomie mit Anlage eines ileoanalen Pouches. Dies bedeutet, dass der gesamte Dickdarm und der Enddarm entfernt werden und anschließend der Dünndarms (*Ileum*) mit dem Anus verbunden wird. Rein äußerlich bleibt durch diese Operation der Weg des Nahrungsbreis erhalten, d. h. der Stuhlgang wird über den After entleert. Der Vorteil dieses Operationsverfahrens ist die Vermeidung eines künstlichen Darmausganges (*Stoma*).

Fakten

Pouch = ein operativ aus Dünndarmschlingen geformtes Reservoir, das nach der Entfernung des Dickdarms eine Verbindung zwischen Dünndarm und Anus bildet.

Der Großteil der Patienten erfährt durch die Entfernung des Dickdarms eine Befreiung von dem schweren Krankheitsgefühl, den Schmerzen und Durchfällen sowie den Blutverlusten über den Darm. Jedoch sind durch eine Operation nicht alle Symptome zu beseitigen – so können Patienten auch nach einer Entfernung des Dickdarms weiterhin von extraintestinalen Manifestationen, also z. B. Gelenkbeschwerden, betroffen sein. Auch kann es im Operationsgebiet – also z. B. im Bereich des Pouches – manchmal zu erneuten Entzündungen kommen.

Was versteht man unter einem Pouch?

Das Wort „Pouch" kommt aus dem Englischen und bedeutet Beutel/ Tasche. In der Medizin ist damit ein aus Dünndarmschlingen geformtes Reservoir gemeint. Ein solches Reservoir wird angelegt, da nach einer Entfernung des Dickdarms wichtige Funktionen fehlen – das Wasser wird dem Stuhl nicht mehr in ausreichendem Maß entzogen, der Stuhl ist dünnflüssig und die Stuhlfrequenz somit erhöht. Daher wird nach der Entfernung des Dickdarms ein Pouch als Verbindung von Dünndarm und Anus gebildet. Der Pouch wird am unteren Ende mit dem Schließmuskelapparat verbunden und hat den entscheidenden Vorteil, dass der dünnflüssige Inhalt des Dünndarms nicht sofort aus dem Anus hinausläuft, sondern zunächst gesammelt wird und sich die Entleerung dadurch verzögert.

Technisch gibt es unterschiedliche Möglichkeiten, einen Pouch zu bilden – als Standardverfahren gilt heute dabei der J-Pouch. Hierbei wird aus den verbliebenen Darmabschnitten (z. B. dem letzten Abschnitt des Dünndarms) durch das Aneinanderlegen und Verbinden von Darmabschnitten ein Reservoir gebildet, das in der Form dem Buchstaben J ähnelt – daher der Name J-Pouch.

Eine solche Operation kann prinzipiell sowohl in konventionellen Operationsverfahren über einen Bauchschnitt als auch laparoskopisch (*Schlüssellochchirurgie*) erfolgen. Manchmal wird zur Anlage eines Pouches zunächst ein vorübergehender künstlicher Darmausgang angelegt, der nach Abheilung der Darmnähte nach etwa drei Monaten wieder entfernt wird.

Grundsätzlich ist das Ziel dabei, die Kontinenz zu erhalten, d. h. die willkürlich kontrollierte Stuhlentleerung über den natürlichen Darmausgang, und einen künstlichen Darmausgang zu vermeiden. Der Erhalt der Kontinenz hat für viele Patienten für ihr persönliches Wohlbefinden, ihre körperliche Unversehrtheit und ihre psychosoziale Integration einen sehr hohen Stellenwert.

Bei der Entscheidung für einen Pouch ist es jedoch wichtig zu wissen, dass es bis zu einem Jahr dauern kann, bis der Pouch die Aufgaben des entfernten Enddarms zufriedenstellend übernehmen kann und die Kontinenz wirklich zuverlässig vorhanden ist. Gerade die erste Phase nach der Operation kann manchmal recht beschwerlich sein. Oftmals dauert es mehrere Wochen bis Monate, bis sich der Körper an die neue Situation angepasst und sich die Stuhlfrequenz eingependelt hat. 6–8 Stuhlentleerungen pro Tag sind dabei durchaus normal. Wie beim Stoma hat der Stuhlgang dabei die Konsistenz von mehr oder weniger festem Brei.

Eine sehr ernst zu nehmende und leider auch recht häufige Komplikation einer solchen Pouch-Anlage ist jedoch das Auftreten einer Pouchitis, also einer Entzündung dieses Dünndarmreservoirs. Eine solche Pouchitis kann akut bei ca. 30–50 % der Patienten in den ersten zwei Jahren nach der Operation auftreten; bei etwa 5–10 % der Patienten geht die Pouchitis in eine chronische Form über. Als Ursachen einer Pouchitis werden eine bakterielle Fehlbesiedelung des Darmes, genetische Faktoren, eine Verlangsamung des Transports des Darminhalts oder auch das Neuauftreten der chronisch entzündlichen Darmerkrankung im operierten Darmabschnitt diskutiert. Die Patienten klagen über starke Schmerzen, eine Zunahme der Stuhlfrequenz, über Fieber oder auch Blutungen. Die Diagnose wird über eine Darmspiegelung gestellt. Zur Behandlung einer akuten Pouchitis werden Antibiotika sowie eine antientzündliche Therapie empfohlen. Bei rezidivierenden Entzündungen des Pouches sowie zum Erhalt einer Remission kann zudem eine probiotische Therapie (z. B. VSL#3®) hilfreich sein.

Fakten

Pouchitis = Entzündung des Dünndarmreservoirs, die bei ca. 30–50 % der Patienten in den ersten zwei Jahren nach der Operation auftreten kann.

Eine Pouch-Anlage bedeutet für viele, aber eben nicht für alle Patienten einen Gewinn an Lebensqualität. Sind die Komplikationen wie zu häufige Stuhlfrequenz, Pouchitis oder eine mögliche Undichtigkeit des Schließmuskels (*Inkontinenz*) zu gravierend, muss der Pouch operativ wieder entfernt werden und ein künstlicher Darmausgang angelegt werden.

Die Entscheidung für eine Entfernung des Dickdarms und die Anlage eines Pouches ist daher die Entscheidung für einen schwerwiegenden operativen Eingriff mit Konsequenzen und sollte sehr überlegt getroffen werden. Patienten, die ihre Familienplanung noch nicht abgeschlossen haben, sollten vor der Entscheidung für oder gegen einen Pouch auch das Thema Kinderwunsch eingehend mit dem behandelnden Arzt besprechen; denn nach der Anlage eines ileoanalen Pouches ist vor allem bei Frauen das Risiko für eine Unfruchtbarkeit erhöht.

Wichtig sind zunächst eine sorgfältige Indikationsstellung und eingehende Beratung durch einen spezialisierten und in Pouch-Operationen erfahrenen Chirurgen. Auch sollten hierbei nochmals vorhandene Alternativen einer medikamentösen Therapie diskutiert werden. Zudem sollte der Patient mit anderen Patienten, die sich bereits einer solchen Operation unterzogen haben, Kontakt aufnehmen. Oftmals kann es hilfreich sein, sich mit Betroffenen über ihre Erfahrung im Alltag, im Berufs- und Privatleben auszutauschen.

Eine solche Kontaktvermittlung kann z. B. durch die Deutsche Morbus Crohn/Colitis ulcerosa Vereinigung (DCCV) e.V. erfolgen (www.dccv.de). Letztendlich muss trotz aller Information und Hilfestellung der betroffene Patient selbst die Entscheidung für oder gegen eine Operation treffen.

Was versteht man unter einem Stoma?

Das Wort Stoma kommt aus dem Griechischen und bedeutet übersetzt „Mund/Öffnung". In der Medizin versteht man darunter eine durch eine Operation künstlich geschaffene Körperöffnung, durch die der Darm nach außen auf die Hautoberfläche geleitet wird. Dadurch wird der Stuhl nicht über den ursprünglichen Weg über den After, sondern über diesen neu geschaffenen künstlichen Darmausgang aus dem Körper geleitet. Dieser künstliche Darmausgang wird als „Stoma" oder auch „Anus praeter" bezeichnet. Je nach anatomischer Lokalisation unterscheidet man das Ileostoma (*Stoma des Dünndarms*) vom Kolostoma (*Stoma des Dickdarms*). Von außen betrachtet sieht das Stoma wie eine rundlich-ovale Öffnung auf der Bauchhaut aus, die mit Schleimhaut ausgekleidet ist. Da diese Schleimhaut keine Nerven enthält, ist eine Berührung nicht schmerzhaft.

Fakten
Ein künstlicher Darmausgang wird als „Stoma" oder „Anus praeter" bezeichnet.

In Deutschland leben ca. 100 000 Stomaträger, von denen die meisten das Stoma aufgrund einer Krebserkrankung erhalten haben. Die Gründe, bei Patienten mit M. Crohn oder C. ulcerosa ein Stoma anzulegen, sind vielfältig: Bei einem Versagen der medikamentösen Therapie oder bei Komplikationen wie z. B. Fisteln oder Abszessen kann es hilfreich sein, den entzündeten Darm von den Aufgaben der Verdauung zu entlasten und vor dem befallenen Darmabschnitt ein Stoma anzulegen. In diesen Fällen wird das Stoma meist vorübergehend angebracht und kann später in einer zweiten Operation wieder rückverlagert werden. Bei Patienten mit C. ulcerosa kann es auch notwendig sein, den Dickdarm ganz zu entfernen und dann entweder einen Pouch oder ein endgültiges Stoma anzulegen.

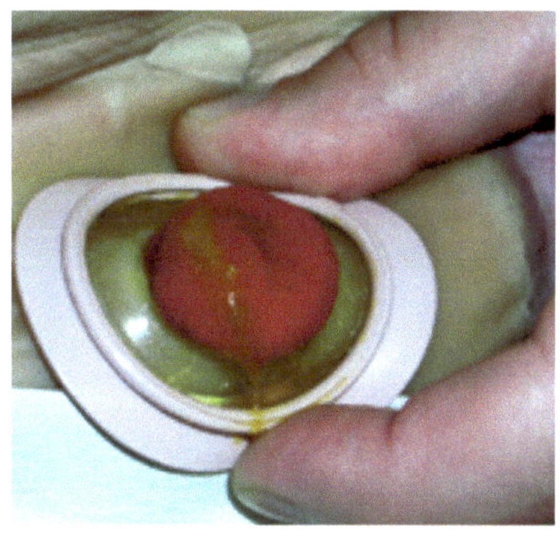

Stoma (künstlicher Darmausgang).

Der große Nachteil einer Stomaanlage besteht in dem Verlust der Kontinenz, also der Fähigkeit, den Abgang des Stuhlgangs selbst zu kontrollieren und zu steuern. Stomaträger verwenden daher spezielle Versorgungssysteme mit einem Beutel, in dem der Stuhl geruchsdicht aufgefangen und aufbewahrt wird, bis der Beutelinhalt in einer Toilette entsorgt werden kann. Zudem enthalten die Systeme einen speziellen Hautschutz, damit die Haut um das Stoma herum nicht durch den Stuhl entzündet wird.

Auch hier sind eine sorgfältige Indikationsstellung und eingehende Beratung durch einen erfahrenen Chirurgen sowie der Austausch mit anderen Betroffenen vor der Entscheidung für eine Operation wichtig.

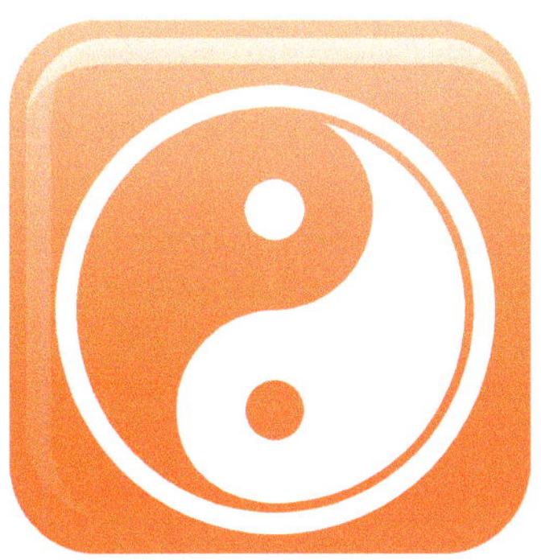

Chronisch entzündliche Darmerkrankungen … unterstützend komplementärmedizinisch behandeln

Welche komplementären Heilmethoden können bei M. Crohn und C. ulcerosa hilfreich sein?

Neben der klassischen Schulmedizin mit medikamentösen und operativen Therapieverfahren sind viele Patienten mit CED auf der Suche nach komplementären Therapieformen, die ihre Beschwerden bessern und die Entzündung des Darmes lindern können. Solche Therapien werden als Ergänzung zur „Schulmedizin" eingesetzt, daher der Begriff komplementär. Zu den bekanntesten Verfahren, die als Ergänzung zu konventionellen Standardtherapien angewendet werden, gehören beispielsweise die Naturheilverfahren, die Traditionelle Chinesische Medizin (TCM), die Homöopathie oder die Ernährungstherapie. Viele dieser Verfahren haben bei einzelnen Patienten gute Wirkungen gezeigt, wurden aber in Form von klinischen Studien noch nicht ausreichend untersucht, sodass bislang keine generellen Therapieempfehlungen abgeleitet werden können. Für einzelne Patienten können solche Therapien jedoch einen positiven Einfluss auf Beschwerden und auf das allgemeine Wohlbefinden haben.

Welche Möglichkeiten bieten die Naturheilverfahren?

Der Begriff „Naturheilverfahren" ist ein Sammelbegriff für eine große Anzahl von verschiedenen Behandlungsmethoden wie z. B. die Phytotherapie (*Therapie mit pflanzlichen Stoffen*), Kneipp-Anwendungen, Bewegungstherapie und Massage oder auch die Ernährungstherapie. In der Naturheilkunde haben bei chronisch entzündlichen Darmerkrankungen in den letzten Jahren verschiedene pflanzliche Stoffe mit antientzündlicher Wirkung Beachtung gefunden.

Weihrauch wird in der indischen Ayurveda-Medizin seit vielen Jahrhunderten bei chronischen Entzündungen eingesetzt. Bei der C. ulcerosa und bei M. Crohn geht der Entzündungsprozess im Darm mit einer vermehrten Bildung von Entzündungsmediatoren, den sogenannten Leukotrienen, einher. Die im Harz der Weihrauchrinde enthaltenen Boswelliasäuren (*Boswellia serrata*) sind Hemmstoffe dieser Leukotriene und besitzen entzündungshemmende Eigenschaften, die auch bei Patienten mit CED in einigen Studien eine vielversprechende Wirkung gezeigt haben. Die Therapie mit Weihrauchpräparaten sollte dabei über mindestens drei bis vier Wochen in ausreichender Dosierung durchgeführt werden. Es ist zu beachten, dass Weihrauchpräparate verschiedener Hersteller unterschiedliche Konzentrationen der wirksamen Boswelliasäuren aufweisen können und daher eine vorherige Beratung sinnvoll ist.

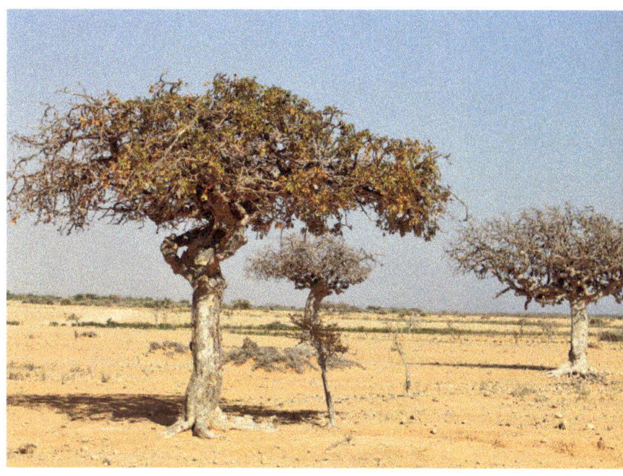

Myrrhebäume

Ebenso wie Weihrauch gehört auch die Myrrhe zur Pflanzenfamilie der Weihrauchbaumgewächse (*Boswelliaceae*) und zeigt einen positiven Effekt auf chronisch entzündliche Prozesse. Eine kürzlich durchgeführte Studie konnte zeigen, dass bei Patienten mit C. ulcerosa eine Kombination der pflanzlichen Arzneimittel Myrrhe, Kaffeekohle und Kamille in Tablettenform genauso wirksam und verträglich in der Remissionserhaltung ist wie Mesalazin.

Ähnliche antientzündliche Eigenschaften wie bei Weihrauch und Myrrhe werden auch der Gelbwurz (*Curcuma*) zugesprochen, einem in Asien beliebten Gewürz. Auch hier zeigte sich in einer Studie an Patienten mit C. ulcerosa eine Senkung der entzündlichen Botenstoffe. Interessant sind auch erste Studien zur Wirkung von Heidelbeeren bei C. ulcerosa. Heidelbeeren enthalten Anthocyanine, die entzündungshemmende und antioxidative Eigenschaften haben und bei Patienten mit C. ulcerosa eine Remission begünstigen konnten.

Wussten Sie schon?
Pflanzliche Stoffe wie z. B. Weihrauch, Myrrhe, Heidelbeeren oder Gelbwurz enthalten antientzündliche Substanzen, die bei CED wirksam sein können.

Andere pflanzliche Stoffe wie Kamille, Fenchel, Pfefferminz und Kümmel können hilfreich bei Blähungen sein, z. B. als Tee oder als Öl zur Bauchmassage. Bei Patienten mit C. ulcerosa haben sich auch Flohsamen (*Plantago ovata*)

Wussten Sie schon?
Lecithin enthält das körpereigene Spezialfett Phosphatidylcholin, das ein wichtiger Bestandteil der Darmschleimhaut ist und eine schützende Barriere gegen das Eindringen von Bakterien bildet.

bewährt, die durch das Aufquellen im Darm durchfallhemmend wirken. Auch bei der lokalen Therapie können pflanzliche Stoffe hilfreich sein – z. B. tragen bei Fissuren und Entzündungen im äußeren Analbereich Sitzbäder mit Kamille oder Eichenrinde zur Schmerzentlastung bei.

Eine weitere interessante Substanz stellt das Lecithin dar. Es enthält das körpereigene Spezialfett Phosphatidylcholin, das ein wichtiger Bestandteil der Darmschleimhaut ist und gemeinsam mit anderen Phospholipiden eine schützende Barriere gegen das Eindringen von Bakterien bildet. Studien konnten zeigen, dass Patienten mit C. ulcerosa deutlich weniger schützendes Lecithin in der Darmschleimhaut haben als gesunde Testpersonen. In klinischen Studien wurde daher versucht, durch die Gabe von Lecithin diesen Mangel im Dickdarm auszugleichen. Viele der behandelten Patienten konnten durch die Lecithin-Einnahme eine Verbesserung ihrer Symptome erreichen, sodass derzeit eine Zulassung als Medikament angestrebt wird.

Was versteht man unter Traditioneller Chinesischer Medizin (TCM)?

Unter dem Begriff TCM (Traditionelle Chinesische Medizin) versteht man eine Form von Heilkunde, die sich in China seit mehr als 3000 Jahren entwickelt hat und heute weltweit angewandt wird. Zu den Therapieverfahren der TCM (den sogenannten fünf Säulen) gehören die Akupunktur, die Moxibustion, die Arzneitherapie mit Substanzen pflanzlichen, mineralischen und tierischen Ursprungs, diätetische Verfahren, die Massagetechnik Tuina sowie Bewegungsübungen wie z. B. Qigong.

Akupunktur und Moxibustion

Die TCM verwendet die Akupunktur zur Regulierung der körpereigenen Lebenskraft, dem Qi. Auf dem gesamten Körper verteilt befinden sich die Meridiane, die als Energieleitbahnen bezeichnet werden können. Die Meridiane verbinden nicht nur die Akupunkturpunkte, sondern über innere Verläufe auch die Organe miteinander. Bei der Akupunktur werden dünne Nadeln in spezifische Akupunkturpunkte gestochen, die sich auf den Meridianen befinden. Durch das Nadeln spezifischer Akupunkturpunkte wird der Organismus gezielt stimuliert, um sich selbst wieder ins Gleichgewicht zu bringen. Bei der Moxibustion erfolgt zusätzlich eine Erwärmung von Akupunkturpunkten durch die Verbrennung von pflanzlichen Substanzen. Akupunktur und Moxibustion können insbesondere bei Schmerzzuständen für CED-Patienten hilfreich sein.

Arzneitherapie

Die chinesische Arzneitherapie ist neben der Akupunktur die wichtigste Behandlungsmethode der TCM und besteht aus der Verordnung von Rezepturen aus Pflanzen, mineralischen Naturstoffen oder tierischen Bestandteilen. In den chinesischen Arzneibüchern werden einige tausend Einzelmittel beschrieben, die ein umfangreiches Wissen des Therapeuten über Nutzen und Nebenwirkungen dieser Stoffe voraussetzen. Die chinesische Arzneitherapie eignet sich deshalb nicht für die Selbstbehandlung. Die häufigsten Zubereitungsformen der chinesischen Arzneien sind Tee-ähnliche Abkochungen von individuell zusammengestellten Rezepturen.

Massage und Bewegungsübungen

Die Massagetechnik Tuina ist eine der ältesten manuellen Therapien, die ebenfalls auf dem Hintergrund der Leitbahntheorie (Meridiane) basiert und die Akupunkturpunkte mit einbezieht. Dadurch wird der gesamte Organismus beeinflusst, um das Gleichgewicht wiederherzustellen und Schmerzzustände zu lindern. Die Bewegungsübungen im Qigong und Tai-Chi sollen durch langsame Bewegungen eine bewusste Verbindung von Bewegung, Atmung und Entspannung herstellen. Gerade bei Patienten mit chronischen Erkrankungen können solche Entspannungsverfahren die Krankheitsbewältigung positiv unterstützen.

Was ist Homöopathie?

Die Homöopathie stellt eine eigenständige Arzneitherapie mit einer klar definierten Vorgehensweise dar, die durch den deutschen Arzt Samuel Hahnemann 1796 begründet wurde. Die Homöopathie (der Name bedeutet „ähnliches Leiden" von griech. homoios „das Gleiche" und pathos „das Leid") beruht auf dem Prinzip: „Ähnliches wird durch Ähnliches geheilt" und unterscheidet sich hierdurch deutlich von den Naturheilverfahren. Krankheit wird in der Homöopathie nicht als isoliertes Geschehen betrachtet, das nur einzelne Organe betrifft (z. B. eine Entzündung des Darmes), sondern als Ausdruck einer Störung des ganzen Organismus. Die Homöopathie betrachtet einen Menschen daher immer in seiner Gesamtheit. In der Behandlung kommt der homöopathischen Anamnese (*Befragung*) eine sehr zentrale Rolle zu, da der Therapeut versucht, den Patienten in der Gesamtheit seiner Hauptbeschwerden, Gemütssymptome, Abneigungen und Vorlieben, Lebensgewohnheiten sowie der bisherigen Lebensgeschichte zu erfassen. Dazu gehören auch Symptome, die nicht offensichtlich mit der bestehenden Krankheit zu tun haben. Die homöopathischen Arzneimittel werden nach einer gründlichen Anamnese nach dem individuellen Beschwerdebild des Kranken ausgewählt und sollen insbesondere die Lebenskraft des Patienten stärken. Die Arzneimittel können aus pflanzlichen, tierischen oder mineralischen Stoffen gewonnen werden und werden in Form von Milchzuckerkügelchen, den sogenannten „Globuli" oder Tropfen verabreicht. Homöopathie ist eine individuelle Therapieform, d. h. das ausgesuchte Arzneimittel soll genau auf die Beschwerden des einzelnen Patienten hin ausgesucht werden.

Was hat es mit den Eiern des Schweinepeitschenwurms auf sich?

Ein neuartiger Therapieansatz ist die Idee, Patienten mit CED mit Eiern (*ova*) des Schweinepeitschenwurms (*Trichuris suis*) zu therapieren. Hintergrund ist die Erkenntnis, dass die zunehmende Hygiene in den Industrienationen neben allen gesundheitlichen Vorteilen für den Menschen leider auch die Folge hat, dass sich unser Immunsystem nicht mehr mit Würmern, Parasiten und anderen Infektionserregern auseinandersetzen muss. Die daraus resultierende fehlende Ausreifung bestimmter Teile des menschlichen Immunsystems gilt als ein möglicher Erklärungsansatz für die ansteigende Häufigkeit von CED in der westlichen Welt.

Fakten

TSO = Trichuris suis ova. Hierbei handelt es sich um die Eier des Schweinepeitschenwurms, die derzeit in ihrer Wirkung auf die Entzündung bei chronischen Darmerkrankungen in Studien untersucht werden.

In Tiermodellen konnte gezeigt werden, dass es grundsätzlich möglich ist, eine chronische Darmentzündung durch eine zusätzliche Infektion mit Parasiten (wie z. B. Trichuris suis ova = TSO) zu beeinflussen. Durch den Kontakt mit diesen Eiern, den TSO, werden durch das Immunsystem andere Zellen und Botenstoffe aktiviert als bei der chronischen Entzündung; diese tritt dadurch eher in den Hintergrund.

TSO ist bislang in Europa nicht als Arzneimittel zugelassen. Derzeit finden in Deutschland klinische Studien statt, die den Effekt und auch die Sicherheit dieser Therapie an Patienten untersuchen. Die Eier des Schweinepeitschenwurms werden dabei oral eingenommen und entwickeln sich im menschlichen Darm zu Würmern diese ster-

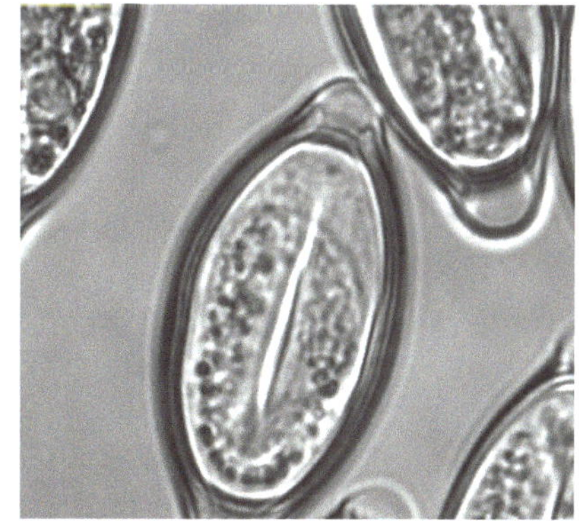

Eier des Schweinepeitschenwurms (© OVAMED).

ben jedoch innerhalb von kurzer Zeit wieder ab, da der menschliche Organismus kein geeigneter Wirt für diesen Wurm ist. Das bedeutet auch, dass diese Wurminfektion nicht von Mensch zu Mensch übertragen werden kann. Trotz vielversprechender Ergebnisse im Tierversuch müssen die Ergebnisse der klinischen Studien abgewartet werden, um den Nutzen für die CED-Therapie bewerten und mögliche Risiken einschätzen zu können – eine Empfehlung für individuelle Therapieversuche durch einen Bezug der Eier aus dem Ausland kann daher derzeit nicht gegeben werden.

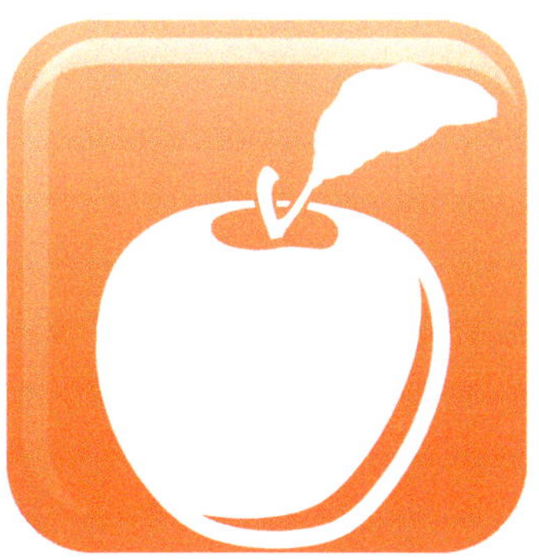

Chronisch entzündliche Darmerkrankungen
… durch Ernährung und Lebensstil beeinflussen

Warum ist das Thema Ernährung für CED-Patienten so wichtig?

Ernährung und Darmgesundheit stehen in einem unmittelbaren Zusammenhang. Daher stellen sich gerade bei chronischen Darmerkrankungen viele Fragen in Bezug auf die richtige Ernährungsweise, die Bedeutung spezieller Ernährungsformen und Diäten sowie die Gefahr einer Mangelernährung. Bei einem Großteil der Patienten mit M. Crohn und C. ulcerosa kommt es im Krankheitsverlauf durch die Entzündung der Darmwand zu einer reduzierten Aufnahme von Nährstoffen, Vitaminen und Spurenelementen. Gleichzeitig ist der Bedarf an Energie- und Nährstoffen im Körper bei einer aktiven Entzündung deutlich erhöht. Als Folge einer Unterversorgung mit Nährstoffen und Vitaminen kann es zu Gewichtsverlust, Wachstumsverzögerung bei Kindern, Blutarmut (*Anämie*) oder auch Knochenschwund (*Osteoporose*) kommen. Zusätzlich können auch Medikamente den Mangel an einzelnen Nährstoffen beeinflussen – so kann Kortison beispielweise einen Mangel an Kalzium und Eiweiß verstärken. Bei Patienten nach einer Darmoperation oder nach Anlage eines künstlichen Darmausganges ist die Ernährung wichtig. Oftmals kann eine individuelle Ernährungsberatung sinnvoll sein, um einer Mangel- oder Fehlernährung vorzubeugen.

Fakten

Zur Bewertung des Körpergewichts dient der Body-Mass-Index (BMI, Körpermassenindex), der einfach berechnet werden kann:

$$\text{BMI} = \frac{\text{Körpergewicht in kg}}{(\text{Körpergröße in m})^2}$$

Der BMI sollte bei CED-Patienten zwischen 20 und 25 liegen, jedoch auf keinen Fall 18 unterschreiten.

Doch geht es beim Thema Essen und Ernährung nicht nur um Kalorien und Nährstoffe – Essen ist ein wichtiges Stück Lebensqualität, insbesondere für Patienten mit chronisch entzündlichen Darmerkrankungen. Bis heute gibt es keine allgemeingültige spezielle Diät, die den Krankheitsverlauf bei CED nachhaltig beeinflussen kann – jeder Patient muss letztendlich für sich selbst herausfinden, welche Nahrungsmittel er gut verträgt und welche Speisen die Beschwerden verstärken können.

Kann eine falsche Ernährung die Ursache für eine chronisch entzündliche Darmerkrankung sein?

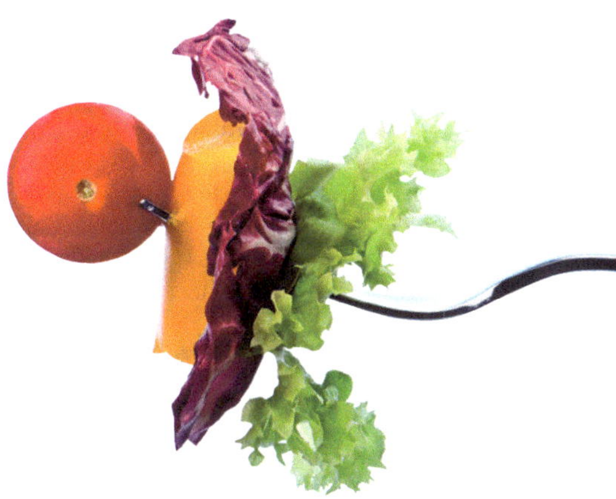

Betrachtet man die steigende Anzahl an Menschen, die an M. Crohn oder C. ulcerosa erkranken, und die geänderten Lebens- und Ernährungsgewohnheiten in den Industrienationen, so liegt die Vermutung nahe, dass unsere moderne Ernährungsweise Ursache für eine chronisch entzündliche Darmerkrankung sein könnte. Viele interessante Theorien sind hierzu veröffentlicht worden – so wurde ein Zusammenhang mit einem zu hohen Konsum an Zucker oder Kohlenhydraten, phosphathaltiger Fastfood-Nahrung oder industriell gefertigten Lebensmitteln vermutet oder auch über den Verzehr von durch Mycobacterium avium paratuberculosis (MAP) verseuchtem Fleisch und Milch von Rindern als Ursache diskutiert.

Bislang konnte jedoch keine dieser Thesen eindeutig bewiesen werden. Zum jetzigen Zeitpunkt gibt es keinen wissenschaftlich fundierten Anhalt dafür, dass eine bestimmte Ernährungsweise die Ursache von CED ist. Einzige Ausnahme: Zahlreiche Bevölkerungsstudien konnten zeigen, dass Stillen ein eindeutiger Schutzfaktor gegen die Entwicklung einer CED ist.

Was darf ich als Patient mit M. Crohn oder C. ulcerosa überhaupt noch essen?

Eigentlich alles – solange es Ihnen individuell bekommt und Sie es gut vertragen. Die meisten Patienten entwickeln im Laufe ihrer Erkrankung ein recht sicheres Gefühl dafür, welche Nahrungsmittel ihrem Darm guttun. Zu den häufig schlecht vertragenen Speisen gehören blähende Nahrungsmittel wie z. B. Kohl, Zwiebel, Rettich, Sauerkraut, Hülsen-

Fakten

Häufig schwer verträglich sind

- grobe Vollkornprodukte, ganze Körner
- Zitrusfrüchte, rohes oder kernreiches Obst, Rhabarber
- Hülsenfrüchte, Zwiebeln, Lauch, Kohl, Sauerkraut, Radieschen, Rettich, Spargel
- fettreiche, panierte und gebratene Speisen
- säurereiche Säfte, Alkohol, kohlensäurereiche Getränke

früchte oder kohlensäurehaltige Getränke; auch werden Gemüse und Obst in rohem Zustand manchmal nicht gut toleriert. Fettreiche Speisen sowie frittierte oder panierte Lebensmittel gehören ebenso wie grobes Vollkornbrot oder Nüsse und Pistazien auf die Liste der eher schlecht verträglichen Nahrungsmittel. Die Zubereitung von Lebensmitteln sollte generell schonend und fettarm erfolgen, z. B. durch Dünsten, Dämpfen oder Garen in der Folie; scharfe Gewürze sollten mit Vorsicht angewandt werden. Meist werden auch mehrere kleinere Mahlzeiten besser vertragen als wenige große Mahlzeiten. Wichtig ist auch auf eine ausreichende Flüssigkeitszufuhr zu achten (2–3 Liter pro Tag) und diese bei starken Durchfällen zu erhöhen.

Von der Deutschen Gesellschaft für Ernährung (DGE) wird bei Patienten ohne akuten Schub eine abwechslungsreiche leichte Vollkost empfohlen – dies heißt konkret eine vollwertige Kostform, die den Bedarf an lebensnotwendigen Nährstoffen und Kalorien abdeckt, aber Lebensmittel vermeidet, die häufig schlecht vertragen werden. Der Schwerpunkt liegt hierbei insbesondere auf pflanzlichen Nahrungsmitteln wie Getreide, Kartoffeln, Gemüse und Obst; fettreiche Nahrungsmittel, Salz und raffinierter Zucker sollten nur wenig verwendet werden. Der Bedarf an Kalorien wird bei einem erwachsenen Patienten mit M. Crohn dabei mit 40–45 Kalorien je Kilogramm Körpergewicht berechnet. Empfehlenswert ist auch der regelmäßige Verzehr von Fisch wie Lachs, Makrele oder Hering, die neben hochwertigem Eiweiß auch Omega-3-Fettsäuren enthalten, die eine antientzündliche Wirkung haben.

Manche Patienten entwickeln im Krankheitsverlauf eine Unverträglichkeit von Milchzucker (*Laktose*), sodass Milchprodukte wie Frischmilch, Joghurt, Quark oder Sahne schlecht vertragen werden und zu Blähungen, Bauchschmerzen und Durchfällen führen können. Diese Laktose-Intoleranz kann man durch einen Atemtest beim Gastroenterologen überprüfen lassen. In solchen Fällen empfiehlt es sich, auf laktosefreie Milchprodukte umzusteigen, die mittlerweile in fast jedem Supermarkt erhältlich sind.

Zudem kann es bei Patienten mit M. Crohn auch zu einer Störung der Fettresorption im Darm kommen, z. B. nach einer operativen Entfernung von Teilen des Dünndarms (siehe Kurzdarmsyndrom, S. 41). In solchen Fällen werden in der Ernährung sogenannte MCT-Fette (MCT = medium-chain triglycerides) eingesetzt. Dabei handelt es sich um Triglyceride mit Fettsäuren mittlerer Kettenlänge, die weniger Verdauungsaufwand als langkettige Fettsäuren erfordern und im Darm leichter aufgenommen werden können. Natürlicherweise kommen MCT-Fette in geringen Mengen in Butter, Kokosfett und Palmkernfett vor, für die diätetische Verwendung sind in Apotheken und Reformhäusern spezielle MCT-Fette erhältlich.

Worauf ist bei der Ernährung zu achten, wenn es Stenosen im Darm gibt?

Bei Engstellen im Dünn- oder Dickdarm (*Stenosen*) kann die Passage des Nahrungsbreis behindert sein. Bei der Ernährung ist daher auf eine leichte und verträgliche Kost zu achten, die möglichst wenig faserreiche Lebensmittel und Ballaststoffe enthält. Hier besteht die Gefahr, dass diese Engstellen im Darm verschließen.

Vermieden werden sollten beispielsweise: grobe Nahrungsmittel aus Vollkorn, ganze Nüsse, Kleie, Leinsamen oder Kürbiskerne, faserreiches Gemüse wie z. B. Spargel, Fenchel, Bohnen, Sellerie, Kohl oder Bambussprossen, kernhaltiges Obst wie z. B. Trauben, grobfaserige Obstsorten wie z. B. Ananas oder Orangen sowie Trockenobst. Zudem ist eine ausreichende Flüssigkeitsaufnahme von mehr als zwei Litern pro Tag sehr wichtig. Bei fortgeschrittenen Stenosen kann eine pürierte oder flüssige Kost den Zeitraum bis zur Operation überbrücken.

Wie ernähre ich mich nach der Anlage eines künstlichen Darmausganges oder eines Pouches?

Bei Patienten, die einen künstlichen Darmausgang (*Stoma*) oder einen ileoanalen Pouch erhalten haben, muss sich der Darm in seinen Verdauungsaufgaben völlig umstellen, da die stuhleindickende Funktion des Dickdarms verloren geht und sich die Passage der Nahrung durch den Darm deutlich beschleunigt. In der Regel dauert es etwa zwei bis drei Monate, bis sich die Stuhlhäufigkeit und Konsistenz einigermaßen stabilisiert haben. Meist haben die Patienten dann etwa drei bis fünf breiige Stuhlgänge pro Tag und müssen verstärkt auf die Zusammensetzung ihrer Nahrung achten:

- Verzicht auf schwer verdauliche, blähende und faserreiche Kost
- Verzicht auf nicht verdaubare Nahrungsbestandteile wie Kerne, Schalen oder die Haut von Wurstprodukten
- regelmäßige kleine Mahlzeiten über den Tag verteilt
- Zeit zum Essen: langes Kauen zerkleinert die Nahrung, die dann den Verdauungstrakt leichter passieren kann
- ausreichend Flüssigkeit – besonders bei Ileostoma-Trägern geht über den künstlichen Darmausgang viel Flüssigkeit verloren.

Empfohlene Nahrungsmittel nach einer Darmoperation.

Nahrungsmittel	Gut verträglich	Weniger gut verträglich
Gemüse/Salat	Karotten, Brokkoli, Zucchini, Fenchel, Spinat, Rote Bete, Tomaten, Gurken	Erbsen, Linsen, Bohnen, Zwiebeln, Lauch, Sauerkraut, Kohl, Paprika, alle rohen Salate, Sellerie, Mais
Obst	Kompott, geriebener Apfel, Bananen	Trauben, Steinobst, Beeren, Trockenobst, Rhabarber
Kohlenhydrate	Reis, Nudeln, Kartoffeln	Vollkornnudeln, grobes Vollkornbrot, Vollkornreis, Müsli, Nüsse, Mandeln
Fleisch-/Wurstwaren	magere Fleischstücke von Kalb, Rind, Schwein, Geflügel, magere Wurstsorten	fettes Fleisch und Geflügel, fette Wurstsorten, Wurst mit Haut
Fisch	magere Sorten wie z.B. Seelachs oder Kabeljau	fette Sorten wie Karpfen, Aal, Makrele
Fette/Öle	pflanzliche Fette	tierische Fette
Getränke	stilles Mineralwasser, Tee	stark kohlensäurehaltige Getränke, Obstsäfte
Milchprodukte	ggf. laktosefreie Milch, Buttermilch, Kefir, Käse, Quark	Rohmilchprodukte

Ziel ist es, so viel Flüssigkeit zu trinken, dass eine Urinmenge von 1–1,5 Litern pro Tag erreicht wird
- bei sehr flüssigem Stuhl sind „stopfende“ Nahrungsmittel wie Kartoffel, Reis, Bananen oder Haferflocken hilfreich

Die Tabelle auf Seite 102 gibt einige Hinweise zu eher „gut“ und eher „weniger gut“ verträglichen Nahrungsmitteln nach einer Pouch- oder Stomaanlage. Wichtig: Die Umstellung nach einer Darmoperation braucht Zeit, Geduld und eine gute Anleitung – informieren Sie sich in einer Stomaberatung im Krankenhaus schon vor der geplanten Operation.

Was versteht man unter den Begriffen parenterale und enterale Ernährung?

Bei Patienten in einem akuten schweren Schub oder bei unterernährten Patienten vor einer Operation kann eine parenterale Ernährung hilfreich sein. Bei der parenteralen Ernährung nimmt der Patient keine Nahrung und Flüssigkeit über den Mund zu sich, um den Magen-Darm-Trakt für einen bestimmten Zeitraum von seinen Verdauungsaufgaben zu entlasten und die Regeneration der Schleimhaut zu fördern. Der Darm wird also umgangen (parenteral = am Darm vorbei). Als Ersatz bekommt der Patient Flüssigkeit und bereits zerlegte Nährstoffe über eine Infusion direkt ins Blut verabreicht. Die parenterale Ernährung kann helfen, eine akute Entzündungsreaktion des Darmes bei einem Schub einzudämmen oder dazu beitragen, den Ernährungszustand eines Patienten deutlich zu bessern.

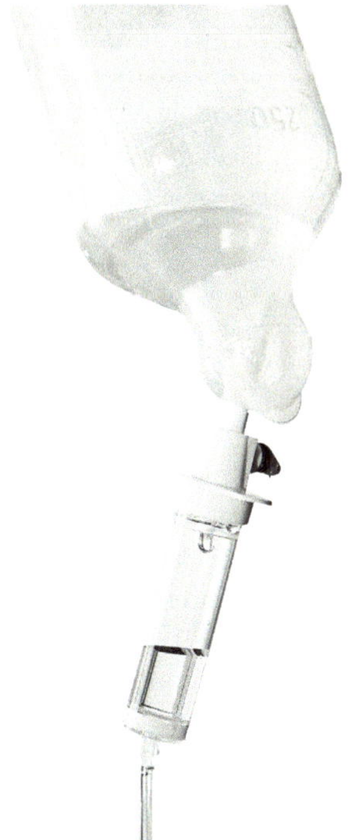

Bei einer enteralen Ernährung werden die Nährstoffe dagegen über den Magen-Darm-Trakt aufgenommen und weiter verarbeitet (enteral = über den Darm). Manchmal kann es für CED-Patienten im akuten Schub schwierig

Fakten
Bei Patienten im akuten entzündlichen Schub oder vor einer geplanten Operation kann eine zusätzliche hyperkalorische Ernährung durch Trink- oder Sondennahrung sinnvoll sein.

sein, den hohen Bedarf an Energie allein über die normale Nahrungsaufnahme zu decken. Die Patienten nehmen an Gewicht ab und zeigen einen Eiweißmangel, wodurch die Eindämmung der Entzündung durch das körpereigene Immunsystem zusätzlich erschwert sein kann. Daher kann es – insbesondere bei Kindern oder untergewichtigen Patienten – sehr sinnvoll sein, Patienten im entzündlichen Schub eine zusätzliche kalorienreiche Trink- oder Sondennahrung zu verabreichen, die den zusätzlichen Energiebedarf abdeckt. Meist geschieht dies in Form von speziellen Trinknahrungen, die in verschiedenen Geschmacksrichtungen erhältlich sind. Bei einem Gewichtsverlust von mehr als 10 % in den letzten sechs Monaten wird derzeit eine Nahrungsergänzung von 500 kcal Trinknahrung proTag empfohlen, insbesondere bei Patienten, bei denen eine Operation geplant ist. Bei schweren Schüben im Kindesalter wird manchmal über sechs bis acht Wochen auch eine ausschließlich enterale Ernährungstherapie durchgeführt, d. h. die Kinder werden ausschließlich über Sondennahrung ernährt und verzichten auf das normale Essen und Trinken. Dies entlastet zum einen die Verdauungsarbeit des Darms und fördert ähnlich einer Kortisongabe das Abheilen der Entzündung. Zum anderen erhalten die Kinder ausreichend Kalorien, Vitamine und Spurenelemente, um Wachstumsdefiziten vorzubeugen.

Welche Nahrungsergänzungen sind bei chronisch entzündlichen Darmerkrankungen sinnvoll?

Durch die entzündlichen Veränderungen der Darmschleimhaut ist die normale Verdauungsfunktion bei CED-Patienten eingeschränkt. Dies kann dazu führen, dass wichtige Vitamine und Mineralstoffe nicht in ausreichender Menge aus dem Darm in den Organismus aufgenommen werden. Dieser Mangel an wichtigen Substanzen kann verschiedene Stoffwechselfunktionen des Körpers negativ beeinflussen, es kann z. B. durch einen Kalzium-Mangel zu Osteoporose kommen.

Daher kann es für CED-Patienten sinnvoll sein, bestimmte Mangelzustände überprüfen zu lassen bzw. durch Produkte zur Nahrungsergänzung auszugleichen:

Wussten Sie schon?
Vitamin B12 wird im Ileum über die Darmschleimhaut in den Körper aufgenommen und ist wichtig für die Blutbildung im Knochenmark. Patienten, bei denen das Ileum operativ entfernt wurde oder stark entzündet ist, sind besonders gefährdet, an einem Vitamin-B12-Mangel zu leiden.

- Kalzium ist ein Spurenelement, das für den Knochenstoffwechsel eine wichtige Rolle spielt. Bei einem Mangel an Kalzium ist das Risiko einer Osteoporose deutlich erhöht. Besonders gefährdet sind Patienten, die lange mit Steroiden therapiert werden. Kalzium sollte daher zur Prophylaxe eingenommen werden.
- Eisen ist wichtig für die Blutbildung – die Folge eines Eisenmangels ist daher eine Blutarmut (*Anämie*). Eisen kann dem Körper in verschiedenen Formen zugeführt werden (siehe Anämie S. 32 ff.).
- Selen gehört zu den Antioxidanzien, die bei einer Entzündung die vermehrt freigesetzten freien Radikale neutralisieren und dadurch Gewebeschädigungen reduzieren können.
- Magnesium kann vor allem bei chronischen Durchfällen mit einem hohen Flüssigkeits- und Elektrolytverlust erniedrigt sein. Patienten, die unter einem Magnesium-Mangel leiden, bemerken dies meist an Wadenkrämpfen in der Nacht. Diese lassen sich jedoch gut durch eine orale Magnesium-Gabe beheben.
- Zink ist ein Spurenelement, das für die Regeneration von Haut und Schleimhäuten benötigt wird. Eine Nahrungsergänzung in Form von Tabletten ist möglich.
- Die Vitamine A, D, E und K sind fettlösliche Vitamine, die im Dünndarm aufgenommen werden. Vitamin A ist für das Sehvermögen wichtig, Vitamin D spielt eine zentrale Rolle für den Knochenstoffwechsel, Vitamin E neutralisiert freie Radikale, Vitamin K ist für die Blutgerinnung entscheidend. Bei Patienten mit einem erhöhten Osteoporose-Risiko ist beispielsweise eine Prophylaxe mit Vitamin-D-Tabletten wichtig.
- Vitamin B12 ist für die Blutbildung im Knochenmark wichtig. Bei einem Mangel kann es zur Blutarmut (*Anämie*) kommen; bei einer

lang anhaltenden Minderversorgung sind auch Schäden am Nervensystem möglich. Patienten, bei denen das terminale Ileum von der Entzündung betroffen ist oder bei denen dies bereits operativ entfernt wurde, sind besonders gefährdet, da nur im terminalen Ileum die Aufnahme von Vitamin B12 erfolgen kann. Wird ein Mangel festgestellt, muss Vitamin B12 durch Spritzen in den Muskel zugeführt werden.

- Folsäure wird ebenfalls im Dünndarm resorbiert und ist wichtig für die Blutbildung im Knochenmark. Insbesondere während einer Schwangerschaft ist eine ausreichende Versorgung mit Folsäure wichtig. Bei Patienten unter Sulfasalazin-Therapie kann die Aufnahme von Folsäure gestört sein, hier muss auf eine ausreichende Versorgung geachtet werden.

Was versteht man unter Probiotika und Präbiotika?

Die Werbung der Nahrungsmittelindustrie hebt unermüdlich die gesundheitsfördernde Wirkung von sogenannten Probiotika und Präbiotika bei Patienten mit Darmproblemen hervor. Werden Probiotika und Präbiotika kombiniert, so spricht man von Synbiotika. Versprochen werden eine gesunde Darmflora, Schutz gegen Darmkrebs, ein besseres Abwehrsystem und der Erhalt der Remission bei CED. Meist sind Probiotika und Präbiotika als Zusatzstoffe in Milchprodukten, Müsli, Backmischungen oder Keksen enthalten; Probiotika finden auch in der medikamentösen Therapie der CED Verwendung. Hier konnten bislang positive Effekte von Probiotika in der Rezidivprophylaxe der Colitis ulcerosa und der Pouchitis gezeigt werden.

Unter dem Begriff Präbiotika versteht man nicht verdaubare Lebensmittelbestandteile, die eine anregende Wirkung auf das Wachstum der Darmflora haben. Beispiele für solche Zusatzstoffe sind z. B. die Zucker Inulin und Oligofruktose oder auch Laktulose. Diese Ballaststoffe gelangen unverdaut in den Dickdarm und können dort die Aktivität oder das Wachstum einer oder mehrerer körpereigener Bakterienstämme anregen. Inwieweit sich hierdurch ein spezifischer Effekt auf das Immunsystem des Darms einstellt, ist bislang nicht eindeutig geklärt. Positiv ist aber meist ein stuhlregulierender Effekt der Präbiotika, da die Passagezeit des Nahrungsbreis verkürzt wird und daher weniger Verstopfung entstehen kann. Wichtig: Der Zuckergehalt von präbiotisch angereicherten Nahrungsmitteln kann teilweise sehr hoch sein.

Davon abzugrenzen sind die Probiotika (griechisch: pro bios = für das Leben), lebensfähige Mikroorganismen, also z. B. Milchsäurebakterien im Joghurt, die einen gesundheitsfördernden Einfluss auf den Körper haben können, wenn genügend davon aufgenommen wurde.

Probiotika sind zwar lebende, aber auch apathogene Bakterien, d. h. sie können im Körper keine gefährliche Krankheit verursachen. Probiotika werden als Zugabe in Lebensmittel (z. B. „probiotischer Joghurt") oder in Form von Arzneimitteln verabreicht. Die gesundheitsfördernden Eigenschaften der Probiotika sind jedoch immer spezifisch für den jeweiligen Bakterienstamm – und wurden daher bislang nur bei wenigen probiotischen Stämmen getestet. Hierzu gehören Lactobacillus rhamnosus GG (LGG), E. coli Stamm Nissle 1917 (EcN), VSL#3® (Gemisch aus vier Lactobacillus-Stämmen: L. casei, L. plantarum, L. acidophilus, L. delbrueckii subsp., drei Bifidobakterien-Stämmen: B. longum, B. breve, B. infantis, und einem Stamm von Streptococcus salivarius subsp. thermophilus) sowie die Hefe Saccharomyces boulardii (SAB). Der bekannteste Bakterienstamm, der bei CED Verwendung findet, ist der Stamm E. coli Nissle 1917 (Mutaflor®).

Meist werden diese Präparate von Patienten gut vertragen, gelegentlich kann es zu vermehrten Blähungen kommen. Die Voraussetzung für eine mögliche Wirksamkeit von Probiotika ist der tägliche Verzehr sowie eine ausreichend hohe Keimzahl im Lebensmittel, da die Besiedelung des Darms mit probiotischen Keimen nicht dauerhaft ist.

Gibt es einen Zusammenhang zwischen Rauchen und CED?

Auch wenn die genaue Ursache von chronisch entzündlichen Darmerkrankungen nicht völlig geklärt ist, ist ein wichtiger Faktor in der Entstehung und im Krankheitsverlauf eines M. Crohn definitiv in Studien nachgewiesen: Nikotin. Rauchen ist nicht nur einer der größten Risikofaktoren für die Entstehung eines M. Crohn, sondern beeinflusst auch den Krankheitsverlauf der Patienten sehr negativ:

- Rauchende Patienten haben etwa doppelt so viele Schübe wie Nichtraucher.
- Rauchende Patienten haben häufiger Komplikationen wie z. B. Stenosen und müssen daher öfter operiert werden.
- Rauchende Patienten haben schwerere Krankheitsverläufe und benötigen daher mehr Medikamente.
- Rauchende Patienten haben aufgrund des schwereren Krankheitsverlaufes eine schlechtere Lebensqualität.
- Rauchende Patienten haben generell ein erhöhtes Risiko für Krebserkrankungen.

Patienten mit M. Crohn sollten sich daher unbedingt darum bemühen, das Rauchen aufzugeben. Hilfreiche Adressen finden sich unter: www.rauchfrei-programm.de.

Fakten
Bei einem Patienten mit M. Crohn ist der Verzicht auf das Rauchen so effektiv wie der Einsatz immunsuppressiver Medikamente.

Für Patienten mit C. ulcerosa ist der Zusammenhang zwischen dem Rauchen und der Krankheitsentstehung und dem -verlauf nicht so eindeutig wie beim M. Crohn; manche Studien berichten gar von milderen Krankheitsverläufen bei Rauchern. Aufgrund der starken allgemeinen Gesundheitsgefährdung durch das Rauchen kann allerdings auch bei Patienten mit C. ulcerosa nur nachdrücklich zu einem Rauchstopp geraten werden.

Welche Nahrungsmittel enthalten viel Eisen?

Zusätzlich zur medikamentösen Therapie sollten CED-Patienten auch bei ihrer täglichen Ernährung auf eine ausreichende Eisenzufuhr achten. Zu den sehr eisenhaltigen Nahrungsmitteln gehören Innereien wie Schweine- oder Rinderleber, Hülsenfrüchte wie Linsen, weiße Bohnen und Erbsen sowie auch Pfifferlinge, Hirse, Hühnereigelb oder Haferflocken. Das Eisen aus tierischen Nahrungsmitteln wird leichter aufgenommen als das Eisen aus pflanzlichen Nahrungsmitteln, daher ist insbesondere bei Vegetariern die Gefahr eines Eisenmangels erhöht. Ein Mythos hingegen ist die Geschichte vom eisenreichen Spinat: Während z. B. Schweineleber ca. 22 mg Eisen pro 100 g aufweist, schafft es frischer Spinat gerade mal auf 3,5 mg Eisen pro 100 g.

Wichtig ist nicht nur der Eisengehalt der einzelnen Lebensmittel, sondern auch die Zusammenstellung der Ernährung. So führt z. B. ein hoher Anteil an Vitamin C in der Nahrung (frisches Obst) zu einer deutlich verbesserten Freisetzung und Aufnahme des Eisens aus der Nahrung, dahingegen gelten schwarzer Tee oder Coca Cola als „Eisenräuber“, die die Aufnahme vermindern.

Wussten Sie schon?

- Zu den eisenreichen Nahrungsmitteln gehören z. B. Innereien, Hülsenfrüchte wie Linsen, Bohnen und Erbsen, Pfifferlinge, Hirse, Eigelb, Haferflocken.
- Ein hoher Anteil von Vitamin C in der Nahrung verbessert die Eisenaufnahme.

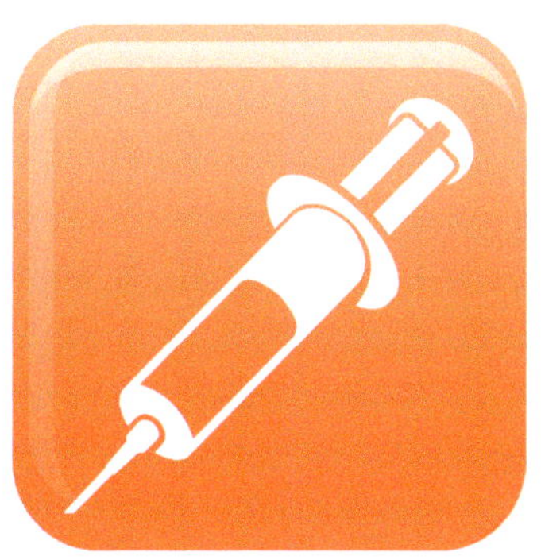

Chronisch entzündliche Darmerkrankungen … und die Besonderheiten bei Infektionen und Impfungen

Wussten Sie schon?
Besprechen Sie mit Ihrem Arzt frühzeitig nach der Diagnose einer CED das Thema Impfungen – insbesondere vor Beginn einer immunsuppressiven Therapie. Während einer immunsuppressiven Therapie dürfen keine Lebendimpfstoffe verabreicht werden, da ein erhöhtes Impfrisiko besteht!

CED-Patienten weisen aufgrund ihrer entzündlichen Erkrankung ein erhöhtes Risiko für Infektionskrankheiten auf. Zudem wirken Medikamente wie Steroide, Azathioprin oder TNF-alpha-Antikörper hemmend auf das Immunsystem, insbesondere wenn sie gleichzeitig eingesetzt werden. Ist das Immunsystem unterdrückt, kann es zu opportunistischen Infektionen kommen – dies sind Infektionen, die bei einem gesunden Immunsystem keine Bedrohung für den Menschen darstellen, bei einem unterdrückten Immunsystem jedoch zu einer schweren Erkrankung führen können. Einige dieser Infektionskrankheiten lassen sich durch eine rechtzeitige Impfung verhindern – daher ist es wichtig, seinen Impfstatus regelmäßig zu überprüfen. Dies gilt auch für Personen, die mit CED-Patienten in einem Haushalt leben und eine mögliche Ansteckungsquelle sein können. Eine frühzeitige Überprüfung des Impfstatus bei CED-Patienten ist wichtig, da unter einer späteren immunsuppressiven Therapie keine Impfung mit Lebendimpfstoffen erfolgen darf.

Wenn keine medizinischen Gründe dagegen sprechen, sollten alle Personen mit M. Crohn oder C. ulcerosa die von der Ständigen Impfkommission (STIKO) am Robert-Koch-Institut in Berlin empfohlenen Impfungen erhalten bzw. auffrischen. Hierzu gehören derzeit Impfungen gegen Tetanus, Diphtherie, Pertussis (Keuchhusten), Poliomyelitis (Kinderlähmung), Hepatitis B, Pneumokokken, Meningokokken, Mumps, Masern, Röteln, Varizellen (Windpocken), Influenza (Grippe) und humane Papillomviren (HPV). Diese Impfungen sollten in einem Impfbuch genau dokumentiert werden.

Sind Impfungen während einer immunsuppressiven Therapie möglich?

Grundsätzlich unterscheidet man bei Impfungen Totimpfstoffe, die nicht mehr vermehrungsfähige Bakterien oder Viren enthalten, von Lebendimpfstoffen. Lebendimpfstoffe enthalten geringe Mengen von

Übersicht der empfohlenen Standardimpfungen vor Beginn einer Immunsuppression bei CED-Patienten entsprechend den Angaben der Ständigen Impfkommission (STIKO) des Robert-Koch-Instituts Berlin.

Standardimpfungen	Art des Impfstoffes	Impfung unter immunsuppressiver Therapie möglich ?	Hinweise
Tetanus (Wundstarrkrampf)	Totimpfstoff	ja	
Diphtherie	Totimpfstoff	ja	
Poliomyelitis (Kinderlähmung)	Totimpfstoff	ja	
Pneumokokken (Lungenentzündung)	Totimpfstoff	ja	
Pertussis (Keuchhusten)	Totimpfstoff	ja	
Meningokokken C (Hirnhautentzündung)	Totimpfstoff	ja	
Influenza (Grippe)	Totimpfstoff	ja	jährliche saisonale Impfung
Hepatitis B (Leberentzündung)	Totimpfstoff	ja	
Humane Papillomviren (HPV) (Gebärmutterhalskrebs)	Totimpfstoff	ja	
Masern	Lebendimpfstoff	nein	Kombinationsimpfung Masern/Mumps/Röteln 1–3 Monate vor Beginn der Immunsuppression
Mumps	Lebendimpfstoff	nein	
Röteln	Lebendimpfstoff	nein	
Varizellen (Windpocken/Gürtelrose)	Lebendimpfstoff	nein	1–3 Monate vor Beginn der Immunsuppression

Generell sollten unter Immunsuppression keine Lebendimpfungen durchgeführt werden, da ein erhöhtes Impfrisiko besteht.

vermehrungsfähigen Bakterien oder Viren, die jedoch so abgeschwächt wurden, dass sie die Erkrankung nicht mehr auslösen können.

Impfungen mit Totimpfstoffen sind grundsätzlich auch während einer immunsuppressiven Therapie möglich und ungefährlich, allerdings können Medikamente wie Steroide, Azathioprin oder TNF-alpha-Antikörper die Impfantwort, also die Bildung von schützenden Antikörpern durch das menschliche Immunsystem, deutlich beeinträch-

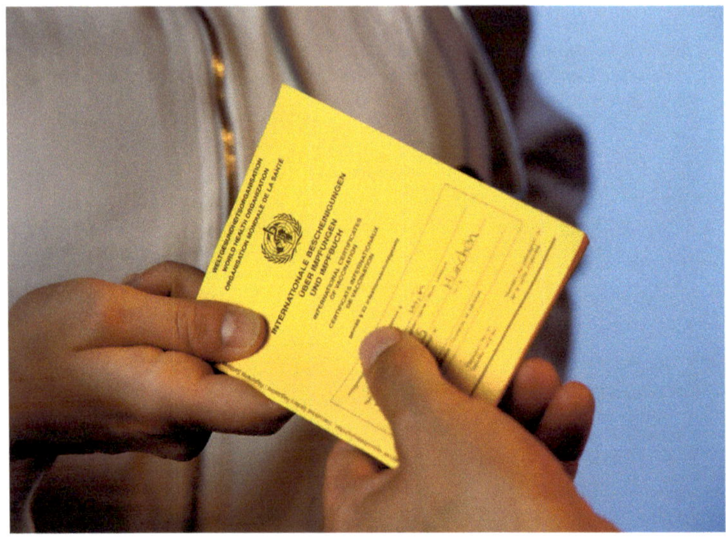

tigen. Impfungen bei CED-Patienten sollten daher am besten ein bis drei Monate vor Beginn einer immunsuppressiven Therapie durchgeführt werden, da sonst die Gefahr einer verminderten Antikörperbildung mit unzureichendem Impfschutz besteht. Wird nach dem Ende einer Immunsuppression geimpft, so sollte die zu erwartende Dauer der immunsuppressiven Wirkung beachtet werden: Die immunsuppressive Wirkung von Azathioprin, 6-Mercaptopurin, Methotrexat, TNF-alpha-Antikörpern sowie Ciclosporin und Tacrolimus besteht bis zu drei Monate nach Beendigung der Therapie. Steroide entsprechend einem Prednison-Äquivalent von mehr als 20 mg wirken etwa vier Wochen nach Absetzen der Therapie immunschwächend nach.

Impfungen mit Lebendimpfstoffen dagegen dürfen nicht während einer immunsuppressiven Therapie sowie kurz davor oder bis zu drei Monaten danach durchgeführt werden. Bei Patienten mit einem durch Medikamente unterdrückten Immunsystem besteht dabei die Gefahr, dass diese geringen Mengen an Keimen sich im Organismus vermehren und eine Infektion auslösen können.

Welche Impfungen sind bei Auslandsreisen möglich?

Gerade bei Auslandsreisen kann das Risiko für Infektionen erhöht sein und daher Reiseimpfungen erforderlich machen. Die Empfehlungen für Reiseimpfungen sind abhängig von dem Land und der Art der Reise – generell sollten sich CED-Patienten daher vor einem Auslandsaufenthalt von ihrem Arzt beraten lassen. Auch bei Reiseimpfungen muss bei gleichzeitiger Immunsuppression zwischen Tot- und Lebendimpfstoffen unterschieden werden. Die Tabelle unten gibt einen Überblick über die derzeit von der STIKO empfohlenen Indikations- und Reiseimpfungen:

Übersicht der empfohlenen Reise- und Indikationsimpfungen entsprechend den Angaben der Ständigen Impfkommission (STIKO) des Robert-Koch-Instituts Berlin.

Indikations- und Reiseimpfungen	Art des Impfstoffs	Impfung unter immunsuppressiver Therapie möglich ?	Hinweise
FSME = Frühsommer Meningoenzephalitis	Totimpfstoff	+	bei Aufenthalten in Risikogebieten
Typhus	Totimpfstoff	+	bei Reisen in Risikogebiete
Cholera	Totimpfstoff	+	bei Reisen in Risikogebiete
Tollwut	Totimpfstoff	+	bei Reisen in Risikogebiete oder beruflicher Gefährdung (Jäger, Forstarbeiter, Tierärzte)
Meningokokken (Hirnhautentzündung)	Totimpfstoff	+	bei Reisen in Risikogebiete, unterschiedliche Serotypen
Hepatitis A	Totimpfstoff	+	bei Reisen in Risikogebiete oder beruflicher Gefährdung
Gelbfieber	Lebendimpfstoff	–	bei Reisen in Risikogebiete, 1–3 Monate vor Beginn der Immunsuppression
Tuberkulose (BCG)	Lebendimpfstoff	–	derzeit nicht von der STIKO empfohlen

Generell sollten unter Immunsuppression keine Lebendimpfungen durchgeführt werden, da ein erhöhtes Impfrisiko besteht.

Wie kann ich mich ansonsten vor einer Infektion unter einer immunsuppressiven Therapie schützen?

Nicht alle für immunsupprimierte Patienten gefährlichen Infektionen können durch eine Impfung verhindert werden. So sind derzeit beispielsweise keine Impfungen gegen Pilzerkrankungen, Cytomegalievirus (CMV) und Toxoplasmose möglich bzw. verfügbar. Daher sollten immunsupprimierte CED-Patienten einige Hinweise zum Schutz vor Infektionen beachten:

- Sorgfältige Händehygiene ist eine der effektivsten Schutzmaßnahmen – insbesondere nach direktem Kontakt mit anderen Menschen oder Tieren sowie nach der Abfallentsorgung.
- Achtsamkeit beim Lebensmittelverzehr – hierzu gehören vor allem der Verzicht auf rohe Fleisch- und Wurstwaren (z. B. Mettwurst oder blutiges Steak) und Rohmilchprodukte. Auch sollten Sie Lebensmittel mit schneller Verderblichkeit und einem erhöhten Risiko für hohe Keimbesiedelung (z. B. Speisen mit Mayonnaise oder rohem Ei) möglichst meiden.
- Vorsicht vor Schimmelpilzinfektionen – Schimmelpilze und ihre Sporen lauern beispielsweise in Blumenerde, Rindenmulch, Kompost oder Biomüll. Immunsupprimierte Patienten sollten daher Handschuhe bei der Gartenarbeit tragen und Topfpflanzen im Wohnbereich vermeiden.
- Frühzeitige Kontaktaufnahme mit dem Arzt – bemerken Sie Symptome wie Fieber, Schmerzen, Husten oder ähnliches, so nehmen Sie bitte frühzeitig Kontakt mit Ihrem Arzt auf. Idealerweise tragen Sie auch einen Patientenausweis bei sich, auf dem die Immunsuppression vermerkt ist und im Notfall frühzeitig berücksichtigt werden kann.

Chronisch entzündliche Darmerkrankungen
… und Familienplanung, Schwangerschaft und Stillzeit

Chronisch entzündliche Darmerkrankungen betreffen vor allem junge Patienten und Patientinnen in einer Lebensphase, in der auch die Themen Sexualität und Beziehung sowie Familienplanung und Kinderwunsch eine große Rolle spielen. Manchmal machen es die Begleiterscheinungen einer chronisch entzündlichen Darmerkrankung schwer, körperliche Nähe zuzulassen und eine sexuelle Beziehung einzugehen. Damit sind nicht nur sichtbare Veränderungen wie ein künstlicher Darmausgang oder die Angst vor Schmerzen durch Fisteln im Anal- und Genitalbereich gemeint – auch Medikamente wie Steroide oder die Angst vor einer Schwangerschaft durch eine fehlende Wirkung der Pille können bei Patientinnen und Patienten als Lustkiller wirken. Auch beim Thema Schwangerschaft und Kinderwunsch gibt es viele Fragen und Ängste – viele Unsicherheiten lassen sich jedoch durch Information und das offene Ansprechen bei Ihrem behandelnden Arzt beseitigen.

Welche Verhütungsmethoden werden bei CED empfohlen?

Grundsätzlich können junge Patientinnen und Patienten mit chronisch entzündlichen Darmerkrankungen auf die gleichen Methoden zur Empfängnisverhütung zurückgreifen wie gesunde Menschen. Jedoch gibt es hinsichtlich Sicherheit und Nebenwirkungen einige Punkte zu beachten:

- Die meisten jungen Frauen und Mädchen verhüten derzeit mit der Antibaby-Pille – hier werden geringe Mengen an Hormonen eingenommen, die einen Eisprung und somit die Entstehung einer Schwangerschaft verhindern. Bei CED-Patientinnen kann es durch eine verminderte Resorptionsfähigkeit des Dünndarms oder bei akuten Schüben mit starken Durchfällen jedoch zu einer verminderten Aufnahme der Wirkstoffe aus dem Darm kommen, wodurch die Sicherheit dieser Verhütungsmethode eingeschränkt sein kann. Als Alternative kommen die zusätzliche Verhütung mit Kondomen oder anderen hormonellen Präparaten wie z. B. Spirale, Stäbchen-Implantate, Vaginalringe oder Dreimonatsspritzen infrage – hier werden die Hormone nicht über den Magen-Darm-Trakt, sondern über die Haut bzw. Schleimhaut aufgenommen. Lassen Sie sich daher von Ihrem Frauenarzt über die verschiedenen Möglichkeiten der Empfängnisverhütung beraten.

- CED-Patientinnen mit einer hohen Krankheitsaktivität haben auch ein leicht erhöhtes Risiko für Thrombosen – also für die Bildung von Blutgerinnseln in den Venen. Patientinnen, die weitere Risikofaktoren für eine Thrombose haben (Rauchen, Übergewicht, Thrombose-Erkrankungen in der Familien), sollten daher bei hormonellen Verhütungsmethoden vorsichtig sein, da diese das Thrombose-Risiko zusätzlich erhöhen.
- Patientinnen, die gleichzeitig eine PSC (s. S. 30) haben, sollten hormonelle Präparate, die über die Leber abgebaut werden, vermeiden.
- Bei akuten Schüben kommt es oftmals auch zu hormonellen Schwankungen, die den Monatszyklus verschieben können. Eine natürliche Empfängnisverhütung auf der Basis, dass die fruchtbaren Tage nach dem Kalender errechnet werden, ist daher nur sehr eingeschränkt möglich und keine sichere Verhütungsmethode.

Können Männer und Frauen mit CED überhaupt Kinder zeugen bzw. bekommen?

Generell können Patientinnen und Patienten mit CED natürlich Kinder bekommen – es gibt allerdings Situationen, in denen die Fruchtbarkeit (*Fertilität*) durch die chronisch entzündliche Darmerkrankung bzw. ihre Therapie eingeschränkt sein kann:

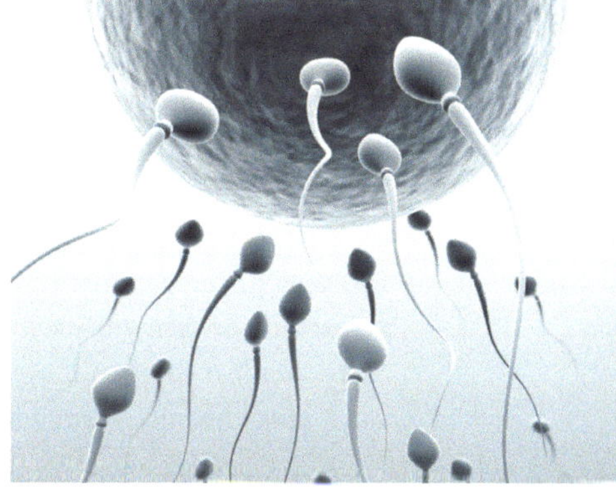

- bei Patienten/innen mit einer hohen Entzündungsaktivität im akuten Schub
- bei Patienten/innen mit einem ausgeprägten Gewichtsverlust durch die Erkrankung
- bei Patientinnen, bei denen der Dickdarm entfernt wurde und ein Pouch oder ein Stoma angelegt wurde – bei vielen Patientinnen ist nach ausgedehnten Operationen die

Fruchtbarkeit vorübergehend, bei ca. 10 % der Patientinnen jedoch auch langfristig eingeschränkt

- bei Männern, die mit Sulfasalazin- bzw. Salazosulfapyridinpräparaten behandelt werden, kann es zu einer vorübergehenden Unfruchtbarkeit kommen, die sich ca. zwei Monate nach Absetzen des Medikaments wieder normalisiert

Kann eine chronisch entzündliche Darmerkrankung vererbt werden?

Aus der Grundlagenforschung wissen wir, dass bei chronisch entzündlichen Darmerkrankungen genetische – also vererbbare – Faktoren einen Einfluss auf die Krankheitsentstehung haben können. Einige Patienten haben Veränderungen im Erbgut, die die Bakterienabwehr im Darm oder auch die Immunantwort beeinflussen. Erstgradige Verwandte eines CED-Patienten haben dabei ein erhöhtes Risiko (5–10 %), ebenfalls an einem M. Crohn oder einer C. ulcerosa zu erkranken. So konnten Untersuchungen an Zwillingen zeigen, dass insbesondere bei M. Crohn den vererbbaren Faktoren eine wichtige Rolle zukommt.

Viele werdende Eltern mit CED sind daher besorgt, ob die Krankheit an ihr Kind weitergegeben wird. Chronisch entzündliche Darmerkrankungen sind jedoch keine klassische Erbkrankheit – nicht jeder CED-Patient ist Träger von Risikogenen und nicht jedes Kind von Patienten mit M. Crohn oder C. ulcerosa bekommt automatisch auch eine CED. 85 % aller Patienten mit CED haben keine Familienangehörigen, die an einer CED erkrankt sind. Die Risikogene sind dabei eher die Grundlage für eine erhöhte Krankheitsbereitschaft, die erst durch ein komplexes Zusammenspiel vieler verschiedener Faktoren zu einem Ausbruch der Erkrankung führt. Ob ein Kind eine chronisch entzündliche Darmerkrankung entwickelt, zeigt sich jedoch erst im Laufe seines Lebens und lässt sich nicht vor der Geburt voraussagen. Eine genetische Untersuchung des Kindes ist daher medizinisch nicht sinnvoll – selbst wenn das Kind Träger von Risikogenen wäre, heißt dies noch lange nicht, dass es in seinem weiteren Leben auch eine chronisch entzündliche Darmerkrankung entwickeln wird.

Wann ist der beste Zeitpunkt für eine Schwangerschaft?

Hinsichtlich der CED ist der beste Zeitpunkt für eine Schwangerschaft die stabile Remission, also eine entzündungsfreie Ruhephase der Erkrankung. Studien konnten zeigen, dass eine hohe Entzündungsaktivität bei M. Crohn und C. ulcerosa zum Zeitpunkt der Zeugung den Verlauf einer Schwangerschaft negativ beeinflusst und mit einer erhöhten Rate an Komplikationen – Fehlgeburten, Frühgeburten oder Erkrankungen der Mutter – verbunden ist. Erfolgt die Zeugung dagegen in einer Remissionsphase, verlaufen etwa 85 % der Schwangerschaften ohne Komplikationen. Dies entspricht der Prozentzahl, die auch bei völlig gesunden Frauen beobachtet wird. Idealerweise sollten vor einer geplanten Schwangerschaft notwendige diagnostische Untersuchungen wie z. B. eine Darmspiegelung oder operative Eingriffe bei z. B. Engstellen im Darm bereits abgeschlossen sein. Nach großen operativen Eingriffen sollte ein ausreichender Zeitraum eingeplant werden, damit die Wundheilung abgeschlossen ist und Komplikationen (z. B. ein Stoma-Vorfall) vermieden werden.

Fakten
Der beste Zeitpunkt für den Beginn einer Schwangerschaft ist die stabile Remission, also eine entzündungs- und beschwerdefreie Phase.

Müssen während der Schwangerschaft alle Medikamente abgesetzt werden?

Während einer Schwangerschaft erfolgt eine medikamentöse Therapie nur nach strengster Indikationsstellung, um unerwünschte Nebenwirkungen auf das ungeborene Kind zu vermeiden. Viele schwangere CED-Patientinnen sind verunsichert, da auf Beipackzetteln häufig vermerkt ist, dass Arzneimittel während der Schwangerschaft und Stillzeit nicht verwendet werden dürfen. Diese Abwägung kann bei Patientinnen mit M. Crohn und C. ulcerosa manchmal schwierig sein, da eine nicht oder nur unzureichend behandelte chronisch entzündliche Darmerkrankung mit hoher Entzündungsaktivität ein größeres Risiko für Mutter und Kind darstellt als eine medikamentöse Therapie.

Das wichtigste Ziel in der Behandlung während der Schwangerschaft ist es, einen neuen Schub und damit Komplikationen wie z. B. eine Früh- oder Fehlgeburt zu vermeiden. Welche Therapie für die werdende Mutter und ihr Kind die richtige ist, kann nur im Einzelfall im Rahmen einer eingehenden Beratung durch den Spezialisten gemeinsam mit der werdenden Mutter entschieden werden. Als Orientierungshilfe kann auch die Klassifikation der US-amerikanischen Zulassungsbehörde Food and Drug Administration (FDA) dienen, deren Einteilung in der Tabelle auf Seite 124 dargestellt ist.

Für manche Medikamente wie z. B. Kortisonpräparate oder 5-ASA-Präparate liegen bereits langjährige Erfahrungswerte zur Sicherheit vor, sodass diese auch während eines erneuten Schubes in der Schwangerschaft eingesetzt werden können. Bei immunsuppressiven Medikamenten wie z. B. Azathioprin empfehlen die deutschen und europäischen Leitlinien bei Patientinnen mit schweren Krankheitsverläufen eine Fortführung der Therapie auch während der Schwangerschaft. Hierbei sind jedoch engmaschige Kontrollen erforderlich.

Für die TNF-alpha-Antikörper besteht derzeit noch keine Zulassung während der Schwangerschaft, andererseits wurden unter TNF-alpha-Antikörper-Behandlungen weltweit bereits sehr viele gesunde Kinder geboren, sodass in Einzelfällen nach eingehender Beratung auch eine Fortführung der Therapie in den ersten sechs Monaten der Schwangerschaft denkbar ist. Im letzten Schwangerschaftsdrittel sollten TNF-alpha-Antikörper jedoch möglichst abgesetzt werden, da ab diesem Zeitpunkt ein Übertritt über den Mutterkuchen (*Plazenta*) in den kindlichen Blutkreislauf möglich ist. Nach der Geburt darf das Kind in den ersten sechs Monaten nicht mit Lebendimpfstoffen geimpft werden, da das kindliche Immunsystem noch beeinträchtigt sein kann.

Absolut kontraindiziert in der Schwangerschaft ist das Medikament Methotrexat, da es hierbei zu schweren Schädigungen des Kindes kommen kann. Vorsicht ist auch bei der Einnahme von Antibiotika geboten, hier sind z. B. die Präparate Metronidazol und Ciprofloxacin während der Schwangerschaft besonders kritisch.

Überblick über die medikamentöse Therapie bei CED während Schwangerschaft und Stillzeit.

	Schwangerschaft	Stillzeit	FDA-Klasse*	Kommentare
Mesalazin/ Sulfalazin	+ gute Datenlage	+ gute Datenlage	B	
Gluko-kortikoide	+ bei sehr hohen Dosen erhöhtes Risiko für Lippen-Kiefer-Gaumenspalten und Wachstumsstörungen	+ bei hohen Dosen werden Stillpausen empfohlen – Kind erst 4 Stunden nach Einnahme anlegen, ggf. abpumpen und erste Portion verwerfen	C	nach Geburt kontrollieren, ob körpereigene Hormonproduktion beim Neugeborenen intakt ist
Budesonid	keine Studien vorhanden, daher keine eindeutige Empfehlung möglich			
Azathioprin/ 6-Mercapto-purin	(+) wird bei schwerer CED von den Fachgesellschaften zum Remissionserhalt während der Schwangerschaft empfohlen, um Schub zu verhindern Datenlage: Risiko für Missbildungen nicht erhöht; kann jedoch mit Frühgeburtlichkeit/niedrigem Geburtsgewicht assoziiert sein	– geht in Muttermilch über, daher bislang Abstillen empfohlen	D	muss im Einzelfall entschieden werden engmaschiges Monitoring Bewertung nach FDA: „wahrscheinlich sicher“
Methotrexat	– absolut kontraindiziert gesichertes Missbildungsrisiko		X	
Thalidomid	– absolut kontraindiziert gesichertes Missbildungsrisiko		X	
Infliximab/ Adalimumab	(+) offiziell laut Zulassung bislang nicht während der Schwangerschaft empfohlen; in Studien jedoch kein Hinweis auf erhöhtes kindliches Risiko; kann in Einzelfällen bei schwerer CED während der ersten 6 Monate angewendet werden geht im letzten Schwangerschaftsdrittel ins kindliche Blut über.	– geht in Muttermilch über, daher Abstillen empfohlen	B	muss im Einzelfall entschieden werden kein Einsatz im letzten Drittel der Schwangerschaft Neugeborene dürfen in den ersten Wochen keine Lebendimpfungen erhalten
Ciclosporin/ Tacrolimus	wenig Daten aus Fallberichten bislang kein Hinweis auf Fehlbildungen	wenig Daten, daher nicht empfohlen	C	im Notfall einsetzbar

* s. Tabelle Seite 124

Klassifikation der amerikanischen Zulassungsbehörde FDA (Food and Drug Administration) für Arzneistoffe hinsichtlich ihres Risikos, in der Schwangerschaft Schäden oder Missbildungen am ungeborenen Kind zu verursachen.

FDA-Klasse	Bedeutung
A	kontrollierte Studien bei Tieren und schwangeren Frauen haben kein erhöhtes Risiko für fetale Missbildungen gezeigt
B	aus Tierstudien lässt sich kein erhöhtes Risiko für fetale Missbildungen ableiten, aber es gibt keine kontrollierten Studien mit schwangeren Frauen ODER in Tierstudien wurden Nebenwirkungen beobachtet, die aber in Studien mit schwangeren Frauen nicht bestätigt werden konnten
C	in Tierstudien sind Nebenwirkungen aufgetreten und es gibt keine kontrollierten Studien mit schwangeren Frauen ODER es gibt weder Tierstudien noch kontrollierte Studien mit schwangeren Frauen
D	in kontrollierten oder Beobachtungsstudien mit schwangeren Frauen gab es Hinweise auf ein erhöhtes fetales Risiko; der Nutzen der Therapie kann das Risiko jedoch überwiegen
X	eine fruchtschädigende Wirkung wurde in Studien mit Tieren und schwangeren Frauen nachgewiesen; eine Therapie bei Frauen, die schwanger sind oder ein Kind bekommen könnten, ist kontraindiziert

Welche Art der Geburt wird für Schwangere mit CED empfohlen?

Generell können die meisten CED-Patientinnen wie gesunde Frauen eine natürliche vaginale Geburt anstreben. Bei Patientinnen mit einem Stoma, einem Pouch oder einem ausgeprägten perianalen Fistelleiden sollte jedoch vorab zusammen mit den Gynäkologen und CED-Spezialisten abgestimmt werden, ob ein Kaiserschnitt die bessere Geburtsmethode sein kann.

Können Frauen mit CED stillen?

Chronisch entzündliche Darmerkrankungen haben über die Muttermilch per se keinen schädlichen Einfluss auf den Säugling – eine Mutter mit M. Crohn oder C. ulcerosa, die keine medikamentöse The-

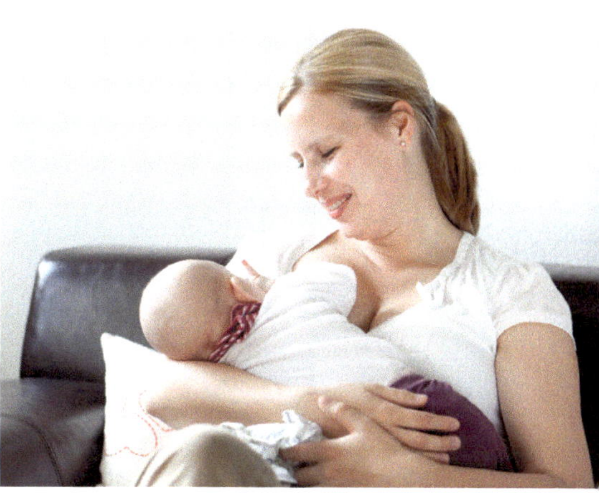

rapie erhält, kann und sollte ihr Baby also ohne Bedenken stillen, da Stillen einen positiven Einfluss auf die Entwicklung der Darmflora und des kindlichen Immunsystems ausübt.

Patientinnen, die während der Stillzeit Medikamente einnehmen müssen, sollten sich eingehend von ihrem behandelnden Arzt beraten lassen. 5-ASA-Präparate gelten während der Stillzeit als sicher und können ohne Bedenken eingenommen werden. Steroide treten zwar in geringen Mengen auch in die Muttermilch über, können aber auch während der Stillzeit gegeben werden. Wichtig sind hier bei höheren Dosen regelmäßige Kontrollen durch den Kinderarzt sowie gegebenfalls auch das Einhalten einer vierstündigen Stillpause nach der Einnahme. Für die immunsuppressiven Medikamente Azathioprin und 6-Mercaptopurin ist die Datenlage nicht eindeutig. Auch hier können geringe Konzentrationen in der Muttermilch nachgewiesen werden, sodass derzeit Müttern unter immunsuppressiver Therapie vom Stillen abgeraten wird. Dies gilt auch für die TNF-alpha-Antikörper, die ebenfalls während der Stillzeit nicht zugelassen sind.

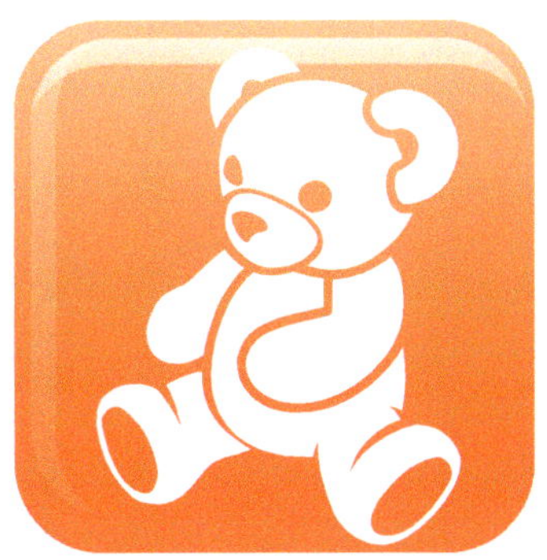

Chronisch entzündliche Darmerkrankungen ... bei Kindern und Jugendlichen

Wussten Sie schon?
Nähere Informationen für betroffene Eltern und Kinder gibt es bei der Gesellschaft für Pädiatrische Gastroenterologie und Ernährung e.V. unter www.gpge.de

Neben wichtigen Hinweisen zu Krankheitsbildern, Therapie und aktuellen Leitlinien ist dort auch eine Liste von Kinder-Gastroenterologen zu finden, die auf die Behandlung von CED im Kindes- und Jugendalter spezialisiert sind.

Schätzungen zufolge leiden in Deutschland etwa 50 000 Kinder und Jugendliche unter 18 Jahren an einer chronisch entzündlichen Darmerkrankung. Jährlich kommen etwa 800 Neuerkrankungen dazu und insbesondere bei M. Crohn lässt sich in Europa eine deutliche Zunahme der Erkrankung bei Kindern beobachten. 40 % dieser Kinder erkranken bereits vor dem 10. Lebensjahr und auch Säuglinge und Kleinkinder können bereits davon betroffen sein. Die meisten der erkrankten Kinder zeigen im Vergleich zu den erwachsenen Patienten einen eher aggressiven Krankheitsverlauf mit erhöhter Entzündungsaktivität und ausgedehnterem Darmbefall sowie vermehrt extraintestinalen Manifestationen (S. 28 ff.).

Gerade bei Kindern ist die Diagnose einer CED nicht immer einfach, da die Symptome zu Beginn der Erkrankung sehr unspezifisch sein können. Appetitlosigkeit, Bauchschmerzen oder leichte Durchfälle kommen im Kindesalter häufig vor und werden nicht sofort als Zeichen eines M. Crohn oder einer C. ulcerosa gedeutet. Warnsignale, die eine umfassende Untersuchung des Kindes durch einen erfahrenen Kinder-Gastroenterologen veranlassen sollten, sind insbesondere Gewichtsverlust, Wachstumsstillstand sowie Verzögerungen in Entwicklung und Pubertät, die bei mehr als der Hälfte der Kinder beobachtet werden. Hintergrund dieser Wachstums- und Entwicklungsstörungen sind ein erhöhter Energieverbrauch durch die Entzündungsreaktion im Körper, Mangelzustände durch reduzierte Nahrungsaufnahme und eine verminderte Resorption über die entzündete Darmschleimhaut sowie die Wirkung von Botenstoffen der Entzündung im Körper. Zusätzlich kann insbesondere eine Kortison-Therapie im Kindesalter eine sehr ungünstige Auswirkung auf das Wachstum und die Pubertätsentwicklung haben. Zur Vermeidung dieser Komplikationen ist daher eine rasche Diagnose der Erkrankung wichtig.

Die Therapie der CED im Kindesalter sollte von einem auf Kinder spezialisierten Gastroenterologen erfolgen und umfasst prinzipiell die gleichen Medikamentengruppen und operativen Verfahren wie im Erwachsenenalter. Einen sehr großen Stellenwert bei M. Crohn im Kindesalter hat die Ernährungstherapie, bei der die kleinen Patienten über mehrere Wochen eine spezielle Flüssignahrung erhalten. Ziel ist hierbei nicht nur, einen guten Ernährungszustand zu erhalten, sondern den Darm von Verdauungsaufgaben zu entlasten und auf die hochdosierte Gabe von Kortison aufgrund der Gefahr von Wachstumsstörungen verzichten zu können. Bei einem Nicht-Ansprechen auf die Ernährungstherapie bei M. Crohn stehen auch im Kindesalter immunsuppressive Medikamente wie z. B. Azathioprin oder TNF-alpha-Antikörper zur Verfügung.

Gerade im Kindes- und Jugendalter hat die Diagnose einer chronisch entzündlichen Darmerkrankung starke Auswirkungen auf das familiäre und soziale Leben und erfordert daher auch eine gute psychosoziale Begleitung der Kinder und ihrer Familien. Aus Studien wissen wir, dass Kinder mit einer CED deutlich häufiger an einem verminderten Selbstwertgefühl, depressiven Symptomen oder Ängsten leiden und daher spezialisierte Hilfe benötigen. Rechtzeitige psychologische Unterstützung, der Austausch mit anderen betroffenen Familien sowie ein enger Kontakt zu den behandelnden Ärzten können helfen, eine möglichst hohe Lebensqualität trotz einer chronischen Erkrankung im Kindesalter zu erreichen.

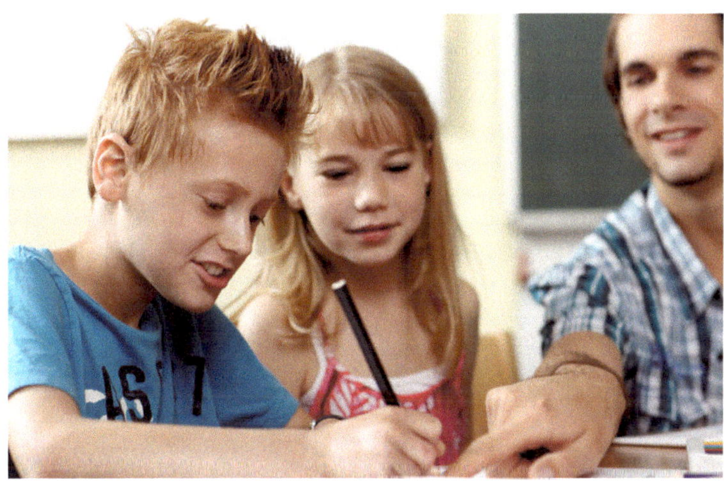

Chronisch entzündliche Darmerkrankungen … und die Psyche

Welche Rolle spielt die Psyche bei chronisch entzündlichen Darmerkrankungen?

Noch vor wenigen Jahren galt die Auffassung, dass M. Crohn und insbesondere C. ulcerosa durch psychische Faktoren ausgelöst werden bzw. es sich hierbei um Erkrankungen aus dem psychosomatischen Formenkreis handelt. Die Forschungsergebnisse aus dem Bereich der Immunabwehr des Darms sowie der Genetik haben hier in der letzten Jahren vieles ins rechte Licht gerückt: CED gelten als körperliche Erkrankungen, die durch verschiedene angeborene und erworbene Faktoren ausgelöst bzw. beeinflusst werden. Jedoch bestehen bei CED enge Wechselwirkungen zwischen Psyche und körperlichem Wohlbefinden – so können psychische Anspannung und Stress den Krankheitsverlauf beeinflussen, andererseits führt die Erkrankung selbst aufgrund ihrer körperlichen Symptome auch oftmals zu psychischen Begleiterscheinungen wie depressiven Verstimmungen oder Ängsten.

Wussten Sie schon?
5–20 % aller CED-Patienten zeigen im Verlauf ihrer Erkrankung Zeichen einer Depression.

Schätzungen gehen davon aus, dass etwa 5–20 % aller CED-Patienten im Laufe ihrer Erkrankung depressive Verstimmungen haben; etwa 5–10 % der Patienten mit M. Crohn und C. ulcerosa sind aufgrund seelischer Probleme in psychotherapeutischer Behandlung. Im Vordergrund stehen Schamgefühle, wenn aufgrund eines akuten Schubes plötzlicher Durchfall nicht beherrscht werden kann, Ängste vor dem weiteren Verlauf der Erkrankung und ihrer Therapie, Sorgen um den Arbeitsplatz oder die Beziehung sowie ein zunehmender Rückzug aus dem Sozial- und Alltagsleben, weil die körperliche Kraft fehlt oder das Vorhandensein von öffentlichen Toiletten das Leben außerhalb der eigenen Wohnung bestimmt.

Wussten Sie schon?
Studien belegen, dass vermehrter Stress, aber auch Angst und Depression, einen deutlichen Einfluss auf die Krankheitsaktivität und die Schubhäufigkeit bei Patienten mit CED haben. Die Psyche sowie der Umgang mit der Erkrankung spielen daher eine große Rolle und sollten daher Bestandteil der Therapie sein.

Diese seelischen Belastungen bedeuten Stress für den betroffenen Menschen und führen oftmals auch zu beruflichen und privaten Problemen. Gleichzeitig wissen wir, dass psychosoziale Probleme, seelischer Stress oder belastende Lebensereignisse einen Krankheitsschub mit auslösen bzw. auch verstärken können. Die Psyche oder besser gesagt die seelische Gesundheit ist also für Patienten mit CED von großer Bedeutung und verdient genauso viel Aufmerksamkeit wie Medikamente und Operationen.

Welche Hilfe gibt es für CED-Patienten mit psychischen Problemen?

Der erste Schritt zur Hilfe ist der offene Umgang mit der Tatsache, dass auch die Seele unter der chronisch entzündlichen Darmerkrankung leidet. Sprechen Sie mit vertrauten Personen aus Ihrem Familien- und Freundeskreis und suchen Sie das Gespräch mit Ihrem behandelnden Arzt. Psychische Symptome sind wichtige Symptome, die manchmal auch eine kompetente fachliche Begleitung durch Psychologen oder Psychotherapeuten brauchen. Insbesondere Patienten mit Depressionen und vielen Ängsten, mit Schwierigkeiten bei der Krankheitsbewältigung und einer verminderten Lebensqualität können von einer begleitenden Psychotherapie profitieren. Dabei können verschiedene Therapieformen wie beispielsweise psychotherapeutische Einzeltherapie, Verhaltenstherapie oder auch Kunst- oder Musiktherapie zum Einsatz kommen.

Neben der professionellen Hilfe gibt es natürlich auch viele Möglichkeiten, wie Sie selbst etwas für Ihre psychische Gesundheit tun können. Hierzu gehören beispielsweise eine aktive Teilnahme am Sozialleben mit einem guten Netzwerk aus Freunden und Familie, der Austausch in einer Selbsthilfegruppe mit anderen Betroffenen, eine abwechslungsreiche und positive Freizeitgestaltung, körperliche Betätigung und Entspannungsverfahren. Einer der wichtigsten Aspekte ist der positive Umgang mit sich selbst und der eigenen Krankheit – also auch die Akzeptanz, chronisch erkrankt zu sein.

Was versteht man unter Mind-Body-Medizin?

Die Idee der Mind-Body-Medizin (engl. mind = Geist, Bewusstsein; body = Körper) kommt ursprünglich aus dem Gebiet der Stressforschung in den USA und basiert auf der Vorstellung, dass

Wussten Sie schon?
Mind-Body-Medizin ist eine Medizin, die auf die Interaktionen und Beziehungen zwischen Gehirn, Geist, Körper und dem Verhalten abzielt sowie auf effektive Mittel und Wege, mit denen emotionale, mentale, soziale, spirituelle und verhaltensgesteuerte Faktoren direkten Einfluss auf die Gesundheit nehmen können.

Definition National Institute of Health, USA

Körper, Psyche, Geist und Verhalten sich wechselseitig stark beeinflussen. Die Mind-Body-Medizin (MBM) geht davon aus, dass Emotionen, Gedanken, soziale und spirituelle Aspekte sowie verhaltensgesteuerte Faktoren einen direkten Einfluss auf die Gesundheit eines Menschen nehmen und auch therapeutisch genutzt werden können. Im Gegensatz zur „Schulmedizin", die ihren Blick vor allem auf die Krankheit bzw. krankmachende Faktoren, sogenannte pathogenetische Faktoren, richtet, versucht die Mind-Body-Medizin bewusst Faktoren, die die Gesundheit stärken und bewahren, in den Mittelpunkt zu stellen, sogenannte salutogenetische Faktoren. Aus Sicht der Mind-Body-Medizin steht bei einem Patienten mit einer chronisch entzündlichen Darmerkrankung nicht primär der entzündete Darmabschnitt und die medikamentöse Therapie im Vordergrund – vielmehr geht es darum, die vorhandenen gesunden, emotionalen, kognitiven und körperlichen Funktionen des Patienten zu stärken, um bewusst und aktiv selbst zum Genesungsprozess beitragen zu können. Zur Stärkung eines gesundheitsfördernden Lebensstils im Alltag stehen in der MBM Themen wie Umgang mit Stress, Entspannung und Achtsamkeit, soziale Unterstützung und Sinngebung in Kombination mit Bewegungs- und Ernährungsprogrammen im Vordergrund.

Erste Studien belegen die Wirksamkeit der Mind-Body-Medizin insbesondere bei Patienten mit C. ulcerosa – daher empfehlen auch die Leitlinien der deutschen und europäischen Fachgesellschaften die Anwendung von Methoden der MBM in Ergänzung zur medikamentösen oder operativen Behandlung. Für Patienten mit chronisch entzündlichen Darmerkrankungen kann die gestärkte Fähigkeit zur Selbstfürsorge für die eigene Gesundheit durch die Ideen der Mind-Body-Medizin ein wichtiger Schritt sein – weg vom behandelten Patienten, hin zum aktiv handelnden Individuum.

Welche Entspannungsverfahren können für CED-Patienten hilfreich sein?

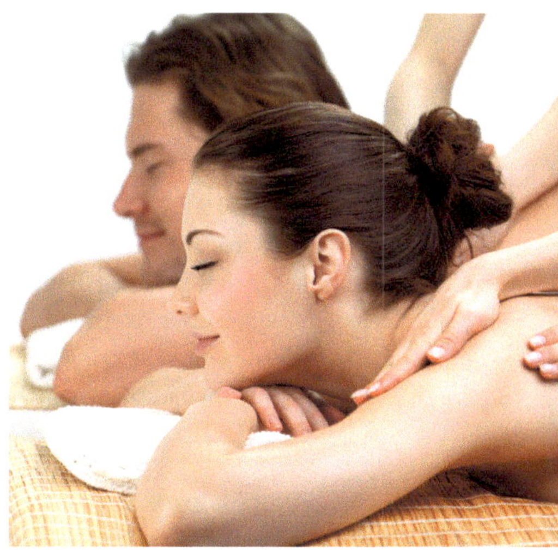

Welche Methode für den einzelnen Patienten Entspannung bieten kann, ist individuell sehr verschieden – probieren Sie daher verschiedene Angebote aus, um in der Vielfalt der Entspannungsverfahren die für Sie richtige Methode zu finden. Oftmals bieten auch örtliche Sportvereine oder Volkshochschulen Anfängerkurse an. Beispiele hierfür sind autogenes Training, Yoga, progressive Muskelrelaxation, Qigong und Tai-Chi oder Meditationsübungen. Auch körperliche Bewegung in der freien Natur und regelmäßige sportliche Aktivitäten können helfen, Stress abzubauen. Erlaubt ist, was Ihnen guttut und Ihre körperliche Leistungsfähigkeit fördert.

Krankheitsbewältigung – eine große Herausforderung?

Die Auseinandersetzung mit der Diagnose einer chronischen Erkrankung wie M. Crohn und C. ulcerosa ist ein Prozess, der sowohl auf gedanklicher als auch emotionaler Ebene viele Monate und Jahre in Anspruch nehmen kann. Der eigene Körper erfährt durch die chronische Darmentzündung Veränderungen, die das Wohlbefinden und auch die eigene Wahrnehmung unserer Person verändern. Das emotionale Gleichgewicht ist aus den Fugen und manchmal kostet es viel Kraft, über den Sorgen und Ängsten um die eigene Gesundheit eine positive und optimistische Lebenseinstellung zu behalten.

Zum Schluss dieses Patientenratgebers hoffe ich, dass Sie die Fülle an Informationen zu den Krankheitsbildern nicht als Bedrohung wahrnehmen, sondern als Chance, durch mehr Wissen über Ihr persönliches Krankheitsbild die Herausforderung CED aktiv anzunehmen.

Studien zeigen, dass die Einstellung zur Krankheit und die Art der Krankheitsbewältigung maßgeblichen Einfluss auf den Verlauf einer chronisch entzündlichen Darmerkrankung und die Lebensqualität der Patienten haben. Daher zum Schluss einige hilfreiche Gedanken, um die Diagnose chronisch entzündliche Darmerkrankung besser zu verdauen:

1. Etwa 300 000 Menschen in Deutschland sind von der Diagnose CED betroffen und meistern ihren Alltag. Vielleicht hilft Ihnen der Austausch mit anderen Betroffenen in einer Selbsthilfegruppe (www.dccv.de), um gemeinsam Bewältigungsmöglichkeiten zu suchen.
2. Sehen Sie Ihre Erkrankung nicht als Feind, den Sie täglich mit viel Energie bekämpfen müssen. Akzeptieren Sie die Diagnose als einen Teil Ihres Lebens – aber eben nur als einen Teil.
3. Verlassen Sie die passive Rolle des „Behandelten" – übernehmen Sie aktiv die Verantwortung für den Umgang mit ihrer Erkrankung. Informieren Sie sich ausführlich über ihr Krankheitsbild und aktuelle Entwicklungen auf dem Gebiet der Therapie und finden Sie Ärzte, mit denen Sie Ihre Fragen besprechen können und von denen Sie ernst genommen werden.
4. Sie kennen sich selbst am besten – finden Sie heraus, was Ihnen gut tut oder welche Faktoren einen Schub auslösen können. Ein Tagebuch kann helfen, Einflüsse durch Ernährung, Stress oder Medikamente besser nachvollziehen zu können.
5. Die Diagnose CED ist keine Endstation. Trotz der Erkrankung ist ein vielfältiges und spannendes Leben möglich. Vielleicht inspirieren Sie dazu diese prominenten Patienten:
   - John F. Kennedy, amerikanischer Präsident (Colitis ulcerosa)
   - Anastacia, amerikanische Popsängerin (M. Crohn seit dem 13. Lebensjahr)
   - Matthias Michl, Weltmeister im Doppel-Triathlon (M. Crohn)
6. Der medizinische Fortschritt allein der letzten 20 Jahre hat das Leben von CED-Patienten durch neue Erkenntnisse zu den Ursachen der Erkrankung und die Weiterentwicklung der Therapie massiv verbessert – hoffen wir also, dass auch die nächsten Jahre weitere Fortschritte bringen.

Anhang

Hilfreiche Adressen für Patienten

Berufsverband Niedergelassener
Gastroenterologen Deutschlands e.V.
Holdergärten 13
D-89081 Ulm
www.gastromed-bng.de

Deutsche Gesellschaft für Verdauungs- und Stoffwechselkrankheiten (DGVS)
Geschäftsstelle
Olivaer Platz 7
D-10707 Berlin
www.dgvs.de

Deutsche Ileostomie-Colostomie-Urostomievereinigung (ILCO) e. V.
Thomas-Mann-Straße 40
D-53111 Bonn
Telefon: +49 (0)228 33889450
Telefax: +49 (0)228 33889475
info@ilco.de
www.ilco.de

Deutsche Morbus Crohn / Colitis ulcerosa Vereinigung (DCCV) e.V.
Bundesgeschäftsstelle
Inselstraße 1
D-10179 Berlin
Telefon: +49 (0)30 20003920
Telefax: +49 (0)30 200039287
www.dccv.de

European Crohn's and Colitis Organisation (ECCO)
Seilerstätte 7/3
A-1010 Vienna, Austria
Telefon: +43(0)1 710 22420
Telefax +43 (0)1 710 2242001
www.ecco-ibd.eu

Kompetenznetz chronisch entzündliche Darmerkrankungen e.V.
Universitätsklinikum Schleswig-Holstein
Campus Kiel, Haus 27 (HNO)
Arnold-Heller-Str. 3
D-24105 Kiel
Telefon: +49 (0)431 5973937
Telefax: +49 (0)431 5971434
www.kompetenznetz-ced.de

Weitere hilfreiche Seiten im Internet

www.awmf.org/leitlinien/patienteninformation.html
Leitlinien in patientenverständlicher Form zu Morbus Crohn und Colitits ulcerosa

www.bmg.bund.de
Bundesministerium für Gesundheit

www.darmkrebs.de
Website der Felix-Burda Stiftung mit hilfreichen Informationen zur Prävention, Diagnostik und Therapie von Darmkrebs

www.dge.de
Deutsche Gesellschaft für Ernährung

www.ecc-stiftung.com
Europäische Crohn und Colitis Stiftung

www.frauenaerzte-im-netz.de
Informationen zu Kinderwunsch, Schwangerschaft, Geburt, Empfängnisverhütung

www.gpge.de
Gesellschaft für Pädiatrische Gastroenterologie und Ernährung (GPGE)

www.rauchfrei-programm.de
Infos und Angebote zur Raucherentwöhnung

www.rki.de
Website des Robert-Koch-Instituts in Berlin mit Informationen zu aktuellen Impfempfehlungen

www.stiftung-darmerkrankungen.de
Stiftung zur Förderung von jungen CED-Patienten in der Aus- und Weiterbildung

www.stoma-welt.de
Selbsthilfeportal für Stomaträger

www.vis.bayern.de/ernaehrung/lebensmittel/gruppen/milchzucker.htm
Informationen des Bayerischen Verbraucherministeriums zum Laktosegehalt in Lebensmitteln

Der europäische Toilettenschlüssel

Der Club Behinderter und ihrer Freunde in Darmstadt und Umgebung e.V. (CBF Darmstadt) vertreibt zentral in Deutschland den sogenannten EURO-Toilettenschlüssel. Dieser Schlüssel öffnet die Türen zu einigen Tausend Behindertentoiletten in Europa – für Patienten mit CED eine wichtige Hilfe in der Alltagsbewältigung. Kein langes Anstehen, wenn es schnell gehen muss …

Seit 1986 sind sämtliche Behinderten-WCs an den Raststätten und Tankstellen der Tank und Rast AG an allen Bundesautobahnen mit der „Euro Behinderten-WC-Schließanlage“ ausgestattet. Zudem haben über 4000 Städte und Gemeinden in Hochschulen, Freizeitanlagen, Kaufhäusern und öffentlichen Gebäuden diese Schließanlage in ihren Behinderten-WCs eingebaut. Auch viele WCs in Österreich und der Schweiz werden mit diesem Schlüssel geöffnet.

Den EURO-Toilettenschlüssel (18 Euro) erhalten Sie bei Vorlage eines ärztlichen Attestes oder der Kopie eines Arztbriefes zusammen mit dem Informationsheft „Der Locus“ (Beschreibung von europaweit ca. 6700 Standorten für Behindertentoiletten, 8 Euro) bei folgender Adresse:

CBF Darmstadt
Club Behinderter und ihrer Freunde
in Darmstadt und Umgebung e. V.
Pallaswiesenstraße 123 A
D-64293 Darmstadt
Telefon: +49 (0) 6151 81220
Telefax: +49 (0) 6151 812281
www.cbf-da.de

Stichwortverzeichnis

Bildnachweis

Seite	Thema	Copyright-Inhaber
Titel	Mädchen (vom Verlag modifiziert)	Kaarsten – Fotolia.com
7	Darmbakterien	Henrik Jonsson – istockphoto
12	Burrill Crohn	The Gustave L. and Janet W. Levy Library
13	Gesunde Darmschleimhaut	PD Dr. T. Ochsenkühn, München
13	M. Crohn des Dünndarms	PD Dr. T. Ochsenkühn, München
14	Blick in den Darm bei einer akuten Colitis ulcerosa	PD Dr. T. Ochsenkühn, München
22	Perianale Fistel	PD Dr. T. Ochsenkühn, München
37	Messung der Knochendichte	Prof. Dr. R. Bartl, München
38	Käse, Milch, Quark	Kadmy – Fotolia.com
52	MRT (Kernspinuntersuchung) des Dünndarms	PD Dr. Karin Herrmann, München
55	Kapselendoskopie	Given Imaging GmbH
55	M. Crohn des Dünndarms	PD Dr. T. Ochsenkühn, München
63	Tabletten	Medical concept – istockphoto
87	Stoma (künstlicher Darmausgang)	PD Dr. T. Ochsenkühn, München
91	Myrrhebäume	Vladimir Melnik – Fotolia.com
95	Eier des Schweinepeitschenwurms	OVAMED
99	Gemüse	Gina Sanders – Fotolia.com
103	Infusionsflasche	photomim – Fotolia.com
114	Impfbescheinigung	pix4U – Fotolia.com
119	Spermien und Eizelle	ag visuell – Fotolia.com
125	Stillende Mutter	Marcito – Fotolia.com
129	Kinder im Unterricht	Christian Schwier – Fotolia.com
135	Entspannung	Yuri Arcurs – Fotolia.com

Alle Grafiken: Ingrid Schobel, München
Icons Zwischentitel: INCORS GmbH